姜树荆中医疮疡皮肤经验集

姜振刚　景慧玲　主编

陕西新华出版传媒集团

陕西科学技术出版社

Shaanxi Science and Technology Press

————西　安————

图书在版编目（CIP）数据

姜树荆中医疮疡皮肤经验集／姜振刚，景慧玲主编.
—西安：陕西科学技术出版社，2021.5（2021.10重印）
ISBN 978-7-5369-8012-9

Ⅰ．①姜… Ⅱ．①姜… ②景… Ⅲ．①疮疡诊法
Ⅳ．①R26

中国版本图书馆 CIP 数据核字（2021）第 098913 号

姜树荆中医疮疡皮肤经验集

JIANGSHUJING ZHONGYI CHUANGYANG PIFU JINGYANJI

姜振刚　景慧玲　主编

策　　划	宋宇虎	
责任编辑	高　曼	孙雨来
封面设计	曾　珂	

出 版 者　陕西新华出版传媒集团　陕西科学技术出版社
　　　　　西安市曲江新区登高路 1388 号 陕西新华出版传媒产业大厦 B 座
　　　　　电话 (029)81205187　传真 (029)81205155　邮编 710061
　　　　　http://www.snstp.com

发 行 者　陕西新华出版传媒集团　陕西科学技术出版社
　　　　　电话(029)81205180　81206809

印　　刷　西安五星印刷有限公司

规　　格　787mm×1092mm　16 开本

印　　张　7.75

字　　数　160 千字

版　　次　2021 年 5 月第 1 版
　　　　　2021 年 10 月第 2 次印刷

书　　号　ISBN 978-7-5369-8012-9

定　　价　36.00 元

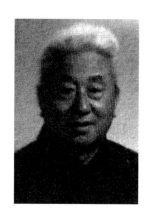

　　姜树荆（1919—1994年），生于河北省一个汉族中医世家，1942年毕业于甘肃光滑国医学社一期。原任西安市中医医院副院长、技术顾问、皮肤疮疡科主任、中医外科主任医师，兼任陕西省中医药学会常务理事，陕西省中医药学会中医外科分会第一届、第二届主任委员，陕西省卫生厅中医顾问。1990年被国家中医药管理局授予第一批国家级老中医药专家学术经验继承工作指导老师。

序　言

　　中医药文化源远流长,如何传承名家学术思想,弘扬中医药特色优势,为人类健康事业发展做贡献是中华文化不朽的主题,此经验集就是姜树荆老先生的弟子们为了这一目的而进行的一次有益实践。

　　姜树荆老先生生于河北通县的一个中医世家,1942年毕业于甘肃光滑国医学社一期,曾任陕西省西安市中医医院副院长,著名中医外科主任医师,国家级老中医专家学术经验继承工作指导教师。姜老先生家学渊薮,祖传中医外科,为第三代传人,积累了丰富的治疗经验,是中医名家中的佼佼者。此经验集是他学术经验的集中体现。姜老先生临证辨病精准,处方简洁,药少而精,与疾病针锋相对,单刀直入,常可出奇制胜。特别是在治疗脉管炎及硬皮病方面,姜老先生在世时在全国专业领域内都是首屈一指的。著作中的诸多特效处方,均系姜老先生根据多年临床经验所得的创新处方,用以治疗适应病症,收到良好的临床疗效,这也是他对祖国医学的重要贡献。

　　陕西是中医药文化重要的发祥地,素有"秦地无闲草,陕西多名医"之美誉,为中华民族的繁衍昌盛做出了重要贡献。姜老先生总结的对疮疡及皮肤等病症的见解,为中医药发展做出了巨大贡献,将其发扬光大是中医药后辈的历史责任。感谢西安市中医医院皮肤科主任景慧玲博士和姜老先生之子姜振刚先生不辞辛劳的整理编撰,他们作为中医界的中青年精英,对中医药的传承担负着更为重要的历史责任。相信本著作的出版,必将对推动中医中药学术发展起到积极的作用。

　　期待本著作早日正式出版!

首届全国名老中医

2020 年 8 月

前 言

姜树荆老中医,家学渊薮,祖传中医外科,从事医疗工作几十年,积累了丰富的治疗经验。姜老主要致力于血栓闭塞性脉管炎和硬皮病等疑难杂病症的研究,善于把中医古典著作中的有关论述加以整理,取其精华,弃其糟粕,运用于临床,取得了较好的疗效。

此经验集是姜树荆老中医在世时,组织西安市中医医院张秉正、宋佩英、王亮莉同志,跟随姜老学习过的关正娣、张希盛医师以及西安市中医外科学习班部分学员,根据姜老多年来的临床经验、教学讲稿及学术论文等整理而成。当年由于种种原因未能出版,幸而手写稿几经辗转仍保存完整。如今,为了使姜树荆老中医的中医外科临床经验得以继承发扬,使后人能通过此经验集学习姜老的学术思想,故将此经验集重新整理编辑出版。

全书共分上、下两篇。上篇为中医外科总论部分,概括地介绍了中医外科简史、病因病机、四诊八纲、辨证及治疗等;下篇为各论部分,除对外科、皮肤科常见病、多发病进行辨证论治外,还用一定篇幅对血栓闭塞性脉管炎及硬皮病进行了较详细的论述。附录为姜老医生常用的经验方和常用方剂。

整理编辑此经验集的过程就是回顾姜树荆老中医为人处世、行医济世、传播其学术思想的过程。非常感谢姜树荆老中医的诸位弟子当年认真整理撰写此经验集;非常感谢西安市中医医院阴沁伟、吴卫平、王亮莉等前辈在此经验集出版过程中的大力支持;非常感谢西安市中医医院皮肤科全体同仁的通力合作;非常感谢此期间在皮肤科进行住院医师规范化培训的李欢医师、杨鑫鑫医师的辛苦工作!

西安市中医医院　姜振刚　景慧玲

2020 年 6 月

目　录

上篇　总论

下篇　各论

上篇　总论

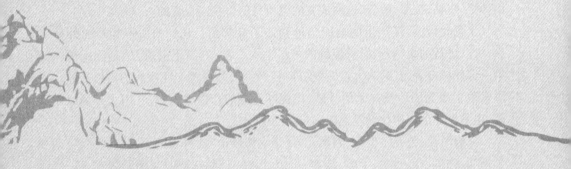

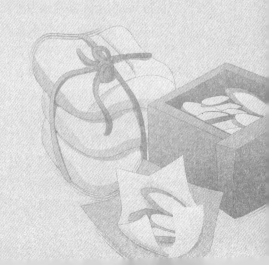

第一章 绪 论

第一节 中医外科简史

我国是世界上历史最悠久的国家之一,若干世纪以来,我们祖先为了生活和维持生命,向自然和疾病进行顽强不屈的斗争,从实践中积累了宝贵的经验,形成祖国医学的独立体系。中医外科也不例外。远在 2000 多年前,《内经·痈疽篇》就记载有不少外科病名,如猛疽、夭疽、脱疽,以及疖、皶等。据其症状的描述与今之甲状腺囊肿、鼻咽之癌瘤或深部脓肿、血栓闭塞性脉管炎等相似。在治疗上运用针砭、熨帖、按摩、醴等,这些成就的取得是值得我们自豪的。

汉晋时代:后汉杰出的名医华佗创造了麻醉药。凡针药所不能及的外科疾患,可以进行剖腹剜背、湔胃浣肠的外科手术。晋《刘涓子鬼遗方》是我国现存的第一部外科专著,记载有大量"战伤外科"及一般外科感染性疾病的治疗经验。葛洪发现了海藻酒治瘿并采用丹砂、雄黄等有毒的药物放入石臼,用火昇炼以制丹药,也是世界上应用化学制剂治病最早的例子。

隋唐时代:公元 7 世纪,隋巢元方《诸病源候论》对外科的记载更为完善,列举了瘿瘤、痈疽、疔、丹毒、干癣、湿癣、疥癣、风痒疮等病,同时有断肠缝连术。唐代孙思邈著《千金方》、王焘著《外台秘要》这两部书,有理论、有方剂,不仅搜集了过去经验,还充实了私家秘方,发明了桑皮线缝合,水银制剂治疗皮肤病等。

宋金元时代:外科学到了宋代在治疗上已有新的见解。如宋朝陈自明的《外科精要》,首创以"整体观念"来治疗外伤。东轩居士的《卫济宝书》和国家编纂的《圣济总录》对外科都有贡献。刘完素对破伤风的病因症状有了详细描述。齐德之《外科精义》宗于陈自明认为外科单靠攻毒外治"是有治其外而不治其内、治其末而不治其本"的缺点,主张审查阴阳强弱,施以内外兼治的综合疗法。

明清时代:汪机著有《外科理例》重在明理,主张调补元气、先固根本。薛己《外科枢要》从理论到方剂有条有理。王肯堂的《外科准绳》内容相当丰富,首列痈疽、肿疡、溃疡;次列各论,依人体部位对皮肤病亦有详细记载,对口唇、外伤的缝合及兔唇矫形等都有记载。陈实功《外科正宗》采集明以前经验,主张脓熟早用刀剪防止内陷,以引流为第一。此外陈文治《疡科选粹》、申斗垣《外科启玄》、陈司成《霉疮秘录》肯定梅毒在我国是先从广东传播,认识到梅毒是从性交或非性交传染,有遗传性,并叙述早期梅毒症状,应用砷剂和汞剂来治疗。清代陈士铎著有

《石室秘录》,他不主张滥用刀针,以内消为主。王洪绪《外科证治全生集》主张治当分别阴阳,以消为贵,以托为畏,并公开家传秘方阳和汤、醒消丸等,指出"红痈乃阳实之症,气血热而毒滞;白疽乃阴虚之症,气血寒而毒凝"。而顾练江《疡医大全》主张"治外必本于内"。高秉钧《疡科心得集》对疮疡鉴别十分明晰,以症状相互对比,并主张同病异治、异病同治之治法。《医宗金鉴·外科心法》对理法方药做了一次整理,适于初学。

综上所述,可知中医外科随着历史的前进也有着很大的发展,它也是在不断地丰富和提高着。新中国成立后在党的正确领导和中医政策的光辉照耀下,祖国医学有了蓬勃发展,中医外科也得到了应有的发扬。中西医结合治疗急腹症、小夹板治疗骨折、针刺麻醉等都有了新的可喜可贺的苗头,在中西医结合方面也取得了一定的成绩。我们一定要遵循毛主席的教导,坚持"古为今用""洋为中用""推陈出新"的方针,取其精华,弃其糟粕,把中西医结合起来,创造我国的新医药学,更好地为全国人民和全世界人民服务。

第二节　外科病的命名

凡疾患生于体表,有迹可循,产生诸种症状者,皆属于中医外科的范围。

我国医学有几千年的历史,由于授学不同,地区差异,因而,外科病名极不一致,为了便于参考,特将中医外科病名来源简介于下:

1. 以形象命名　如疔,是颜面、手指感染的统称,特点是:形小根深,多见第一指节肿胀,形如蛇头称为蛇头疔,生于甲床称蛇眼疔,生于指掌面称为蛇肚疔。疔是阳性疮,为火毒,来势猛,发展快。火毒且为疔毒走黄(相当于败血症),此时正邪俱实。

2. 以部位及穴位命名　如发于脑后称为脑疽-痈、对口疽;发于背部的叫有头疽(蜂窝组织炎),又名蜂窝疽、莲子发;发于百会穴称百会疽(疔)。

(1)痈的特点:红、肿、热、痛,病位浅,是阳疮。

(2)疽的特点:漫、肿、平、塌,病位深,是阴疮。

疽毒又称疽毒内陷(相当于败血症),此时为邪盛正虚阶段(阴虚、阳虚或气血双虚)。

3. 以颜色命名　如丹毒,其特点是:形如涂丹,如"流火"又称火丹、赤游丹(相当于游走性浅层静脉炎),包括很多皮肤病。

4. 以范围命名　如疖,病变范围小,其根浅,常见有发际疮(多发性疖肿)。病变范围超过二寸以上者称为痈。

5. 以病因命名　如冻疮、漆疮(因漆过敏所引起的)。

6. 以性质命名　如瘰疬,小者为瘰,大者为疬,累累如串珠属之(相当于淋巴结结核)。

(1)瘰核:淋巴结肿大。在颈部又称马刀挟瘿。

(2)石疽:局部坚硬如石,无破溃性。

(3)严:形如岩石,有破溃性。

(4)癌:根深而坚硬,触之凹凸不平,似有棱角。

(5)岩:如肾岩,又叫龟头癌。

外科常见病中西医诊断名称对照表

西 医	中 医
疖	热疖、暑疖、软疖、暑气疡毒小疖
疖病	发际疮、坐板疮
颜面感染	眉心疔、颧骨疔、人中疔、赤面疔、印堂疔、面风毒、龙泉疔、发眉疽、风眉疽、颧疡、颧痈、颊车痈、鱼腮毒、腮痈、顶门痈疽
甲沟炎	沿爪疔、蛇头疔、蛇眼疔、代甲、天蛇头、嵌甲、甲疽、手指毒疮
脓性指头炎	螺疔、糟指、沦指
化脓性腱鞘炎	蛇肚疔、鼓槌风、鱼肚毒、鱼肚疽、鱼肚疔
掌间隙感染	手心痈、托盘疔、虎口疔、虎口毒、虎丫毒、手丫刺、虎口疽、掌心毒、手叉发、虎口首丫、劈蟹毒、拍蟹毒、丫指、手丫指
痈	有头疽、对口疽、搭手、发背
蜂窝组织炎	痈或发
丹毒	抱头火丹(面部)、流火或赤游丹(下肢)、游火、肾气游风、血丝疔
急性淋巴结炎	瘰核、颈痈、锁喉痈、腋痈便毒
急性淋巴管炎	红丝疔、金丝疔、急疔、赤疔、血箭疔、红线疔、发颐、时毒
急性全身性化脓性感染	疔疮走黄、疽毒内陷
急性附睾炎、睾丸炎	外肾痈、子痈
化脓性骨髓炎	附骨疽、附骨流注、贴骨疽、咬骨疽、枯骨疽、多骨疽、股阴疽、代骨蛇
肛周脓肿	脏毒、偷粪鼠、坐马痈、悬痈、穿肠痈、骑马痈
急性乳腺炎	乳痈、外吹、吹乳、乳发、内吹
气性坏疽	烂疔、鱼脐疔、鱼脐疮、脉骨疔

续表

西医	中医
足部感染	足跗发、足背发、蛇沿毒、龟毒、足跟疽、脚挛根、筋疽、瘘痈、气疽、牛茧蚕
睾丸鞘膜积液	去爪、水疝
颈淋巴结核	瘰疬、鼠疮
骨与关节结核	附骨疽、附骨痰、骨痨、疮痨、流痰、龟背痰
膝关节滑膜结核	筋痈、鹤膝风、膝眼风
乳腺良性增生病	乳疬、乳癖、乳气疬、乳中结核
乳腺纤维瘤	乳癖、气中结核、痰核、乳核
单纯性甲状腺肿	气瘿、瘿气
甲状腺腺瘤	肉瘿、瘿瘤
甲状腺囊肿	水瘿
增生性膝关节炎	鹤膝风、膝眼风
血栓闭塞性脉管炎	脱疽、脱骨疽、十指零落、脱骨疔、脚疽
血栓性静脉炎	黄鳅痈、青蛇毒
下肢静脉曲张	青蛇毒、筋脉横解
小腿溃疡	臁疮、老烂腿
烧伤	水火烫伤、烫泼火伤、炎火痕、烫火伤、烫疮、火烧疮
冻伤	冻疮、战壕脚
泌尿系结石	沙淋、石淋、血淋
前列腺肥大	癃闭
破伤风	金疮痉、产妇风、脐风、四六风
急性阑尾炎	肠痈、大肠痈
急性肠梗阻	肠结、关格
溃疡病穿孔	脏结、胃脘痛、心腹痛、厥心络
胆道蛔虫病	蛔厥、虫痛
急性胰腺炎	结胸

续表

西　医	中　医
痔	痔
肛瘘	漏痔、肛漏
肛管直肠脱垂	脱肛痔
直肠息肉	息肉痔、珊瑚痔
食道癌	噎膈
胃癌	胃反
乳腺癌	乳岩
肺癌	肺积、息贲
子宫颈癌	交接出血、癥瘕
原发性肝癌	痞块、肝积、肝著、肝壅、肝胀、癖黄、肥气
阴茎癌	肾岩
结肠与直肠癌	积聚、锁肛痔、脏痈痔
鼻咽癌	合"鼻渊"中
淋巴网状细胞肉瘤（何杰金氏病）	失荣、石疽
带状疱疹	缠腰火丹、蛇串疮、蜘蛛疮
单纯疱疹	热气疮
疣	千日疮、枯箭筋、疣目、瘊子
脓疱疮	黄水疮、脓窝（巢）疮、浸淫疮
头癣	白秃疮（白癣）、肥疮（黄癣）、癞痢头
手脚癣	鹅掌风、灰指（趾）甲、脚湿气
体癣	圆癣、钱癣
花斑癣	汗斑、紫白癜风
麻风	大风、疬风、癞病
接触性皮炎	药膏风、漆疮、沥青疮
湿疹	湿毒疮、浸淫疮、旋耳疮、肾囊风、奶癣

续表

西 医	中 医
药物性皮炎	中药毒
荨麻疹	风蓓蕾、瘾疹、风疹块
日光皮炎	日晒疮
神经性皮炎	牛皮癣、顽癣、摄领疮、四弯风
皮肤瘙痒症	血风疮、痒风、风瘙痒
银屑病	白疕风、松皮癣、癫疾
脂溢性皮炎	白屑风、面游风
痤疮	肺风粉刺
酒皶鼻	酒糟鼻、红鼻子
过敏性紫癜	发斑、血证、血痣疮
结节性红斑	腿油风、梅核丹
多形性红斑	赤游丹
玫瑰糠疹	子母癣、斑疹
白癜风	白驳风
斑秃	油风、鬼剃头
硬皮病	皮痹
盘状狼疮	红蝴蝶斑
系统性狼疮	散见于痹证、水肿
皮肌炎	痹证、痿证
白塞氏病（Behcet）	狐惑

第二章 外科病因病机概述

第一节 外科病因

祖国医学对病因的概念,是建立在内外环境对立统一的基础上的,并形成了人体的整体观念。当内在的(内因)或外在的(外因)致病因素侵袭人体时,都有引起疾病发生的可能性。发病与否,主要取决于人体的"正气",正如《内经》"正气存内,邪不可干"。

外科疾病的病因包括:

一、外因

1.六淫 外感风、寒、暑、湿、燥、火,六淫邪毒均可导致外科疾病。如:风善行数变,易侵犯人体上部。感受风邪,发于肌肤可导致头颈部的疖、痒疹或荨麻疹、痄腮(挟湿邪)。寒邪入骨可发为附骨疽(骨髓炎)。暑邪郁于表发为疖肿。湿邪留恋肌肤不去,则皮肉溃烂,滋水淋漓。"火毒""热毒"更为多见,为痈疽疔疖等证的主要致病因素。《医宗金鉴》:"痈疽原是火毒生……"

2.外来伤害 金刃、跌扑、虫兽咬伤、水火烫伤等均可伤害人体,导致某一部分机体组织产生经络阻隔,气滞血瘀发为外证。如软组织损伤,气血瘀滞阻于肌表营卫,发生青紫肿胀,郁而化热则发生化脓性感染。外来伤害轻则皮肉筋骨受损,重则内伤脏腑,引起严重的全身症状。

二、内因

1.情志内伤 七情在正常情况下属生理功能。在外科病中以忧、思、郁、怒内伤脏腑较常见。主要表现在脏腑气机异常和五志化火导致的外证。

(1)七情与脏腑"气"的关系:七情致病主要为影响内脏气机的失和,扰乱了气的正常运行。怒则气上,升发过度气滞痰结;思则气结,气机不畅脾气郁结;惊则气乱,气机紊乱则气血失和;悲则气消;喜则气缓,这些失和与紊乱是促进湿浊内停或郁久化热的主因。继则痰湿火毒内生,阻隔经络发为疮疡,或因气郁、气结发为瘿瘤积聚之外证。如:忧思伤脾,脾失健运,痰湿内生导致气郁、火郁,痰湿阻于经络,气血凝滞,结聚成块而发生在甲状腺、乳腺以及颈部为肿块。

(2)七情与火的关系:七情过度可化为五脏之火。"气有余便是火"就是说明这方面的关系。痰火凝结即生瘰疬。

2.饮食劳倦　饮食过度或不洁易伤中(脾),脾胃机能失调,胃肠积热,湿热火毒内生发为疮疡。脾胃运化无力,水湿停聚,与气郁、气结、气消等相结可产生痰,在外证上有痞块癌瘤。

三、病因和发病部位的关系

外证的发病原因和部位有着密切的关系,有人称为"部位病因"。凡发于上部(头面、颈项、上肢)的疮疡,多由风温、温热引起,此乃"风性犯上";发于中部(胸腹、腰背)的疮疡,多因气郁、火郁,为"气火多发于中"而及下;发于下部(腿、胫足、前后阴)的疮疡,多是寒湿、湿热所致,是"湿性下趋""寒易热化"之故。

综上所述,内外因是相互影响,互相转化,可单独致病,也可兼而有之,临证必须具体分析。

第二节　病　机

病机是探讨疾病发生演变的全过程中,脏腑功能活动的病理变化。了解病机,对诊断治疗有重要意义。

一、外科疾病与脏腑气血的关系

人体由五脏、六腑、皮、肉、脉、筋、骨、孔窍、经络、气血、精、津液等组成。人体各部分以五脏为中心,经过经络和流行经络中的气血密切相联系,构成了一个对立统一的整体。虽然,外科疾病大多数发生于皮、肉、脉、筋、骨,但与脏腑、气血都密切相连。如手部感染,虽有病菌的侵袭,但更有毒邪蓄积脏腑,湿热火毒内生,经络阻隔,气滞血瘀等内因的作用;又如血栓闭塞性脉管炎(脱骨疔),虽有寒湿侵袭于外,而脏腑蕴热于内,冲脉失养,热与寒湿相拎,脉络痹阻,气血不通,表现在局部抵抗力低下,这便是内因。外科疾病的预后与脏腑损害的程度、气血盛衰关系密切。

二、外科疾病与经络的关系

经络分布于人体各部,属脏络腑,外联皮肉脉筋骨,具有运行气血,联络人体内外组织的作用。因此,疾病的发生与转变和经络有关。局部经络阻塞是外证的主要病机。《外科心法》说:"痈疽原是火毒生,经络阻塞气血凝。"比如,感染的发生就是感受毒气留于皮肉之间,阻于脉络之中,气滞血瘀,郁而化热,热腐化脓。

体表的疮疡邪毒,由外传里,内犯脏腑而"走黄""内陷"。同时在内,脏腑病变如肝气郁结,由里传外,发为疮疡也是通过经络的作用。

因此,外证虽发于外,但与内脏失调、经络阻塞、气血凝滞均有关系。所以诊治外科病时,必须有整体观念,既要重视局部病变,又要密切观察全身变化,从整体出发辨证施治。

第三章　外科四诊八纲

第一节　四　诊

望、闻、问、切是诊断疾病的重要方法,在临床上需要"四诊合参"来全面收集情况。

一、望全身情况

1. 神　精神清朗:是正常表现,在阳证时也有此表现;精神萎靡:多为病态,阴证多见;神气充沛:为常态;神气疲倦:多为病态。

2. 色　色泽荣润:气血旺盛;色泽枯槁:气血衰败;颜色红润:常态;颜色晦滞:病态。

3. 形态　形体丰硕:正常;形体瘦弱或过胖:病态;动态矫健灵活:常态;动态牵强不利:病态。

二、望局部情况

外科的四诊八纲,除全身症状外,局部的外证很重要。

1. 舌质的望诊　正常人舌质淡红润泽,灵巧柔和。望诊时主要察舌的形态和色泽、质的改变。

(1)舌色及主病。

①红。

淡红:正常。气血素虚亦见之。

鲜红:热证或温病,虚痨亦见之。

舌尖红:心火上炎。

②绛。

绛色或深绛:邪热入营血。

舌绛而光亮如镜:又称"镜面舌",胃阴已亡。

舌尖独绛:心火盛。

③紫。

深紫而干枯:属热,脏腑热极。

浅紫而湿润:属寒。

紫晦:热邪深入下焦。

(2)舌的形态及主病。

	形态描述	主证
老 (坚敛苍老)	舌质纹理粗糙,少津干枯,色泽晦暗	实证、湿热、痰瘀
嫩 (浮胖娇嫩)	舌质纹理细腻,津多,浮胖,色泽浅淡	虚证、脾肾阳虚、水湿停滞
胀	胖大而肿	病属血分、痰饮、湿热内蕴
瘪	薄而瘦	嫩主气血不足、红绛主阴虚热盛伤津
软	柔软、灵活、红泽	正常
硬	强硬、板滞	病态

2.舌苔的望诊　舌苔反映病邪的浅深、胃气的存亡、寒热的变化。舌苔是胃热、脾湿上潮而生。正常为薄白而润泽。苔的厚薄可知邪气的深浅;润燥可知津液的存亡;腐腻可知胃肠的湿热;色泽改变可知寒热燥湿程度。

舌苔的形态及主病:

(1)薄苔:初期,表邪初入,病属轻浅。

(2)厚苔:邪已入里,病邪较深或里有积滞。

(3)润苔:津液充足。病属湿盛,阳虚。

(4)燥苔:干燥有芒刺,热证,热盛伤津。

3.望局部的肿、色、脓、汁

(1)肿:肿乃气血壅滞、经络阻隔而形成。《医宗金鉴》:"人之气血,周流不息,稍有壅滞,即作肿矣。"

肿的性质及形态鉴别表

性质	形态
火肿	肿而色红,皮薄光泽,焮热疼痛
寒肿	肿而木硬,皮色不泽,不红不热,常伴疼痛
风肿	漫肿宣浮,游走不定,不红不热,轻痛
湿肿	肿而垂重胀急,按之凹陷或光亮水泡
痰肿	肿势或软如棉,或硬如核,不红不热
郁结肿	肿势坚硬如石,凹凸不平,或有棱角

续表

性质	形态
气肿	肿势皮紧内软,不红不热,随喜怒消长
瘀血肿	肿势暴起,皮色青紫
虚肿	漫肿平塌,界限不清
实肿	肿而高突,界限分明

(2)色:观察外证局部颜色的变化,以辨别深浅及阴阳。

局部颜色及属证

色	特征	属证	例证
红赤	肿、热、痛	暑热、属实,是阳证	疖、痈、脓肿
白	漫肿平塌	属寒、属虚,是阴证	疽、流痰
初为白后转红		属半阴半阳证	风痰湿热流注
紫黯		属阴证	疽
青紫		瘀血	跌打扭伤
黑枯	死肌(坏死)	气血俱闭	脱疽

(3)脓:《内经》云:"寒气化为热,热胜则肉腐,肉腐则成脓。"又云:"虚邪入人身亦深,寒热相搏,久留而内著,寒胜其热,则骨疼肉枯,热胜其寒,则烂肉腐肌为脓……"可见脓为正邪相搏,寒热相搏,气血所化。气血旺盛时,流脓为阳证,是正气载毒外出;气血不足时,流水属阴证,因为正虚不能托毒外出。

凡脓质稠厚,色泽黄而鲜明,略带臭味为气血充足。多见于顺证。脓质如水,不臭为气血不足。脓稀如粉浆或污水或有败絮样物,味恶臭,为气血衰竭。

(4)汁水:湿盛或正虚均可形成汁水。皮肤病多为湿盛。若疮疡久溃不愈,水流不尽且稀薄污浊时,乃正气虚。若疮疡坚硬不腐,流血水时,为疔毒走黄或疽毒内陷。

三、闻诊

闻诊是听声音和嗅气味。

1.语言 正常人的言语清晰,对答如流;实证时,邪正俱实,热毒内攻时,往往出现狂言谵语,像"疔毒走黄";虚证时,由于正虚邪实,邪毒内陷,往往有郑声和错语。如疽毒内陷。

2.呼号 发音重浊,属寒证;发音轻劲,属热证;高亢有力,属邪实气有余;呻吟无力,属虚证为正气不足。

四、问诊

问诊是诊断的重要手段,外证虽有形可寻,对痒、痛、酸、麻等必须通过问诊才可以了解。

1.问寒热　询问寒热以辨别表里虚实,有脓无脓。疮疡初起恶寒发热,多是火毒内发,风邪外感;经久不退,臃肿增大,多为酿脓;溃后仍发寒热为余毒未净;收敛阶段突然寒热为毒邪续发。同时,还要结合全身情况,辨别病邪在表在里,为阳虚或阴虚。

凡感染性疾患的任何阶段中,若有恶寒、发热、无汗、头痛、耳痛、鼻塞时,多为风寒,则病邪在表。恶寒发热交替出现,为半表半里证或表里同病,即表证未解而病邪传里。微恶风寒,但无头身痛、手足发凉、自汗身倦、面色㿠白,唇淡口和,为阳虚外寒。午后潮热,热势缠绵,颧红,五心烦热,为阴虚内热。

2.问出汗情况　在急性感染性疾患中,若汗出热退,肿消,脉缓和,是病向痊愈发展。若汗出热不退,肿胀明显,伴寒热,脉洪大或滑数,此乃趋向酿脓或毒邪续发。

疮疡伴潮热盗汗或自汗者,是气血不足。若高热多汗是里热盛。高热汗出如珠,恶寒较甚,四肢冰凉,面色苍白,脉伏为亡阳危象,表示病情恶化。在出血多、剧烈疼痛与疔毒走黄、疽毒内陷均可见之。

3.问头身　头痛邪居阳分,身痛邪在诸经。外感头痛,痛无休止,多兼寒热。内伤头痛,痛时间歇,多兼眩晕。身无热候,疼痛不止,多为寒盛。身热或肿不消,痛不止为湿热。身痛无定处,多为风邪或肝气窜痛。身痛有定处,多因寒因湿;虽邪在诸经,当以里证治之,更要分清寒热。劳损痛剧而伴身痛,为阴虚不能滋养筋骨。

4.问二便　以别寒热虚实。

疮疡初起为火毒炽盛,大便多秘结;而久病体虚或疮疡溃后为阴虚,亦便结。便色如酱,伴肛门灼热为湿热;若为黄绿色水样便,多为寒湿。

小便浑浊、频数、色赤,口干纳呆,为膀胱湿热;小便困难,射程短为中气下陷,兼疼多为热盛伤津。阳虚的人尿多频数,尤以夜间为甚。

5.问胸腹　胸部疼痛总称"胸痹",有里外之分,放射至左肩或背部为"心痹",肋间痛无肿块多为气滞。在一侧胸部疼痛,有肿块可见为血瘀(肋软骨炎)。若伴条索状隆起为筋脉瘀结(胸壁静脉炎)。

以腹痛部位来分:

(1)上腹部:中间属胃,两侧属肝胆。

(2)中腹部:中间属肠,两侧属脾肾。

(3)下腹部:中间属冲任、子宫、膀胱,两侧属肝肾。

腹痛的寒热虚实气血的辨别:

(1)寒痛:隐痛无休止,得热痛减,遇冷加重。

(2)热痛:身热疼痛,腹满,喜冷怕热。

(3)虚痛:疼痛不胀,腹软喜按。

(4)实痛:疼痛拒按,痞满燥实坚。

(5)气痛:疼痛走窜不定,伴肿块,痛减则肿块消散。

(6)血痛:痛有定处。

6. 饮食

(1)饮水情况。

口渴能饮:邪热在气分。

口渴不能饮:为阴虚内热;湿热郁遏,津液不升。

口渴喜冷饮:里实热。

口渴喜热饮:里虚寒或湿盛或膈间痰滞。

吐泻后口渴思饮:津液耗伤。

(2)口味。

口咸:多见于肾热。

口淡:多见胃有湿热,属虚属湿。

口甜:多见脾蕴湿热,属热挟湿。

口味腐:胃肠积滞,多见肝热。

口苦:实热。

口臭:胃火炽盛,属胃有实热。

口黏:湿热。

口干:真阴不足或内火上炎,为胃津亏损。

7. 月经情况　在外科治疗中,多用活血化瘀药及舒气通经药,妇女在行经期间及孕期均应慎用或不用。

8. 问局部情况　疼痛是气血壅滞的表现,由于某种致病因素使经络受到影响,脏腑功能失调,就可发生经络阻塞,气血不通,"通则不痛、不通则痛"。

气与血密切相关,正常情况下,气能推动血的运行,"气为血帅,血为气母"就是这个道理。若由于某种因素的影响,表现气滞血瘀,气滞则痛,血瘀则肿。若气滞在前,血瘀在后,先痛后肿,其病深在筋骨。若血瘀导致气滞,先肿后痛,其病浅如浅层组织炎症。若因气虚引起血瘀或血虚引起气滞,慢性病多见。肿而不痛,为湿痰凝结如瘰疬、瘿瘤。痛而不肿,多为经络闪挫或痹证,痛而不肿疼发数处,同时并起或先后而发,为时邪流注。肿痛兼有时,若肿势收缩,疼反加剧,乃毒已成脓,肿痛剧增,跳动不止为脓已成;痛由深而浅,此系内脓已聚勿以剧痛为虑。痛不剧,肿胀柔软,为气血衰,不能托毒外出。肿势蔓延痛在一处,为脓毒有定处;肿势弥漫,痛无定处,为毒邪四串,其势之张。

疼痛的性质表

原因	特征
寒痛	痛有定处,肤色不变,肌肉拘紧,关节屈伸不利,手足冷,得热则减,遇冷痛剧
热痛	灼热胀痛,色红肉㿜,遇凉则减,遇热加剧
风痛	走窜不定,忽此忽彼,走注甚速
气痛	游走不定,有如放射,刺痛难忍而有胀痛,若有热感,则有血瘀
瘀痛	皮色青紫,痛有定处,隐隐作痛有热感
郁结痛	痛如刀割,锥刺剧烈
湿痛	湿痛重坠无力
酸痛	痰阻酸痛或不明显(麻木不仁)
食痛	脘闷嘈杂,嗳腐吞酸
虫痛	阵发,钻顶痛
虚痛	隐痛,肤软,喜按
实痛	剧痛,拒按

9. 问痒的情况　痒是主观上的感觉,皮肤病多见,感染性疾患在毒盛期和收敛时也可见。

(1)风痒:风性善行数变,痒甚不溃破流水,如风疹块、干癣。

(2)湿痒:湿邪留恋肌腠,痒甚、流水、糜烂,易于浸淫(有传染性),如黄水疮。

(3)热痒:热盛皮肤潮红,丘疹,㿜热作痒,或发于四肢头面显露部位,或遍发全身,痒甚滋水淋漓,结痂成片,多不传染,如结节性红斑。

(4)虫痒:奇痒,状如虫形皮中,浸淫蔓延,黄水频流或局限性鳞屑,粗糙剧痒不流水,如疥、慢性湿疹、银屑病。

(5)燥痒:皮肤粗糙,增厚,干燥,脱屑,皲裂,抓破易流血水,毛发干枯脱落,遍身均痒。如皮肤瘙痒症、皲裂。

(6)瘀痒:皮损区先红继暗,痒如刺或灼痛刺痒,见瘢痕疙瘩。

（7）虚痒：无皮损微痒，见于脾虚血虚，肝肾不足，血虚化燥。

（8）毒痒：毒邪走窜作痒，其痒甚剧，见于脱疽坏死之前兆。

（9）敛痒：微痒，在溃疡收敛阶段，气血流畅，滋养新肉。

痒和痛多相互出现，其原因多为风与湿，湿与热相兼或相互转化。

10. 问酸的情况　酸多见于肌肉和关节，由于劳累伤经，寒邪中络，肾阴亏损。

（1）酸困：疲劳过度。

（2）酸胀：湿重兼热。

（3）酸软：阴虚多见。

（4）酸痛：内伤多为肾阴亏损，外感多为风湿。

（5）劳累伤经：由于气血凝滞，表现在手足关节酸困和酸痛。

（6）寒邪中络：因寒凝不化，多在筋骨，骨节之间酸困。

（7）正不胜邪：真阴亏损，阳气不充，肿势显著，酸而不痛。

（8）肾阴亏损，愈后感寒，寒邪入络，深入骨髓，腰疼酸胀，痿弱不仁。

11. 问麻的情况　麻是气不行，木是血不运，在肿疡毒盛期，出现麻木时，由于毒邪炽盛，气血阻滞，如脱疽。麻为气虚，风痰凑之。木为血滞，湿痰瘀血，阻滞气行。

五、切诊

切诊是切脉和触诊之总称。

1. 切脉

（1）痈：乃阳毒，脉洪大而数为顺，其毒易化；若见牢脉，为阴凝气少，不易化脓。

（2）疽：为阴毒，脉沉多弱为顺；若浮大而散，势将阳脱气散。

（3）痈疽之证，皆见伏脉，由于毒气闭塞，经络营卫壅滞不通，故伏而不见。

疮疡在未溃之前，脉宜有余，为邪盛正旺；已溃之后，脉宜不足，因邪盛正衰。若未溃之前，有虚、弱、细、缓之脉时，为气血衰弱，邪盛毒深。若已溃之后，有实、洪、弦、紧之脉时，是邪盛气滞。元气虚，补之不可疑，毒气滞，攻之不可缓。

2. 触诊

（1）触局部温度：局部灼热为阳证、热证。局部寒凉为阴证、寒证。寒湿痹阻经络，气血周流不畅，局部凉而不热。半阴半阳证，初起无寒热感。

（2）局部疼痛：局部压痛显著时为实热阳证；压痛不显为虚寒阴证。轻按即痛，病在浅层；重按觉痛，病在深部。瘿瘤、痰核、流痰等局部多无压痛。

（3）辨脓：按之以应指者为有脓，按之不应指者为无脓或脓未成熟。

第二节 八 纲

一、阴阳

阴阳是纲领中之纲领。表、热、实为阳证;里、寒、虚为阴证。

1. 阴证与阳证　外科临床上辨别阴阳时,除注意全身情况外,还特别重视局部的表现,来加以综合分析。

	阳证	阴证
发病期	三至五天	半月以上或更长
疼痛	剧痛	酸痛麻
脓水	黏稠	清晰
皮肤色泽	鲜红	不红
境界	界限分明,中央突起	漫肿平塌,境界不清
深浅(病位)	发于皮肤表浅部	发于肌腠筋骨
证别	属实证	属虚证
顺逆	五善多,易愈	七恶多,难愈

介于阴证和阳证之间,漫肿而略突,微痛而不甚。微燉而不红,微红而色淡,微软而不坠之半阴半阳证。所以,必须要有全身及局部表现相结合,进行全面综合分析,才能较正确地识别阴阳或半阴半阳证。

2. 亡阴与亡阳　阴是机体的物质基础,阳是功能表现。阴阳是互相依存,互相制约,保持着相对的平衡。

阳亢就会伤阴亡阴;反之便能损阳亡阳。在高热、吐泻、多汗、大出血、剧烈疼痛时往往会有亡阴或亡阳。过汗时容易消耗阴液,导致亡阴;阳气外越又有亡阳的表现。

亡阴之药,一般宜凉;亡阳之药,一般宜温。

亡阴和亡阳鉴别表

	体表	汗液	口渴	呼吸	脉
亡阴	身畏热,手足温	汗多味咸	口渴喜冷饮	气粗	细数
亡阳	身感寒,手足冷	汗多味淡	口不渴喜热饮	气微	沉伏

3. 阴厥和阳厥　四肢凉而不温曰厥逆。内脏虚寒,阳气不能布达四肢,而厥逆称为阴厥。内脏蕴热,内热壅遏,阳气郁而不伸逆冷时,称为阳厥。

辨别阴阳时,尤其在重病或久病的患者中,辨别真假更为重要。同时,阴阳的转化也应重视。阴证转阳证表示病邪消退,正气渐旺。阳证转阴证表现为邪盛正衰,病情向前发展。

二、表里

外证辨别表里时,既要重视全身情况,又要观察局部的表现,对于识别病位深浅很重要。病邪浅表的,往往病势轻,多属阳证,如疔、癣等。病邪深里时,病势重,也多见于阴证。表证误治或未治时,邪实入里或介于半表半里之间,称为半阴半阳证。

三、寒 热

寒与热是病情表现上的不同属性,亦是阴阳消长变化的表现,即"阳盛则热,阴盛则寒"。热是正气亢盛,阳气外浮,或感受温热之邪从阳化热;寒为正气衰微或受外寒侵袭,邪从阴而化寒或正气被遏郁之故。

寒与热的征象,可单独出现亦可同时出现,或于邪正消长,互相转化,所以寒热的辨别是诊断上的关键,亦是在治疗中,选用寒凉或温热药物的依据。

寒证与热证

	寒证	热证
体表	恶寒喜热,四肢厥逆	恶热喜冷,手足躁扰
口渴	不渴	口渴
面色	苍白	红赤
舌苔	白滑	黄糙
脉象	沉迟	滑数
二便	大便自利,小便清长	便闭溲赤
局部表现	漫肿平塌	红肿热痛

寒热真假辨:寒与热的真假,乃是里真寒外假热,或里真热而外假寒的不同表现,见下表。

	真寒假热	真热假寒
病情	身大热,反欲近衣被 (热在皮肤,寒在骨髓)	身大寒,不欲近衣被 (寒在皮肤,热在骨髓)
脉象	脉数,按之无力	脉滑数,按之有力

总之,凡寒热显于皮肤时,属标属假;寒热隐于骨髓者,属本属真。本和真常隐伏而难认;标与假多显露而惑人。因此,临证之际,必须全面辨析疾病的本质。

四、虚实

虚为正不足,实为邪有余。"精气夺则虚","邪气盛则实"就是这个道理,在疾病发展过程中,体壮新病时,正盛而邪实,多为实证。久病体弱,往往多以虚证表现,辨认正邪消长的关系,是在立法中纠正有余或补充不足的重要环节,虚实表现在各方面,应当与表里、寒热相结合,如:发热为邪在肌表,无汗为表实,有汗为表虚。

虚证和实证鉴别表

	虚证	实证
精神	倦怠嗜睡,全身无力,畏寒纳呆,口不渴	发热口渴,烦躁谵语,四肢酸痛,腹胀
面色	苍白	潮红
目色	青	赤
声音	语音低微	声壮气粗(呻吟)
舌苔	娇嫩而色淡	苍老而色暗
二便	便溏溺频	燥结便赤
病程	久	新
证属	阴证	阳证

临证时往往出现虚中有实,实中有虚,甚至"大实有羸状,至虚有盛候",必须细致去辨认。

第四章　外科辨证

中医外科辨证和其他学科一样,也是以脏腑、经络、气血等学说为其理论基础,以四诊八纲的原则为基本方法。所不同者,是外科疾病除有全身症状外,绝大多数都有明显的局部症状,所以局部辨证是认识外科疾病的一个很重要的方面。因此,既重视局部辨证,又注意把局部和整体有机地结合起来,就成为中医外科辨证的独特之点。

第一节　辨阴阳

阴阳是一切事物都具有的对立面的两个代表词,它是学习中医的一把钥匙,不懂阴阳就不可能学好和掌握中医外科知识。

外科辨证关键在于首先辨明阴阳,只有辨清阴阳才不致在治疗上犯原则性的错误,正如《疡医大全》所说:"凡诊病施治,必先审阴阳,乃为医道之纲领,阴阳无谬,治焉有差;医道虽繁可以一言以蔽之,曰阴阳而已。"这充分说明首辨阴阳的重要意义。

外科疾病一般可以分为痈疽和杂病两大类。这种分类法正同内科分为伤寒温病和杂病的情况相似,伤寒、温病的知识是中医内科的基本部分,同样有关痈疽的知识也是中医外科的基本部分,不了解这个基本知识,常常对痈疽这类常见病引不起重视,其实它们在外科代表了两类不同性质的疾病范畴,即广义地说,痈代表阳证,疽代表阴证。

一、以病因而言

六淫发病多为痈、疖;七情发病多为疽、流痰、流注。

二、以病理而言

《内经》云:"营气不从,逆于肉里,乃生痈肿。"

血气之热瘀,郁结成毒,为痈,属阳性,阳气清轻,热腾于外,毒达肌肉。血气之寒凝,积久成毒,为疽,属阴性,阴气深沉,留结于内,毒达筋骨。

三、以症状而言

1. 痈　局部:红肿高大,灼热胀痛。全身:发热恶寒,头痛身痛,壮热呕呃,便干溲赤,脉洪浮,苔白黄腻。

2.疽 局部:漫肿平塌,不热少痛。全身:潮热盗汗,烦躁,纳呆,疲倦,便溏,脉沉细数,舌淡红,苔薄白。

四、以治疗而言

1.痈 阳证,为表、热、实。治疗以祛邪为主。治宜清热解毒,行气化瘀。

2.疽 阴证,为里、虚、寒。治疗以扶正为主。治宜温经散寒,补益气血。

五、以预后而言

1.痈 易肿、易脓、易溃,易敛,预后良好。

2.疽 不易肿、不易脓、不易溃,不易敛,预后较差。

以上从病因、病理、症状、治疗、预后这五个方面来说明痈和疽代表两类不同性质的疾病,至于杂病也可分为阴证和阳证来理解,这有助于我们学习外科的辨证和在临证时指导我们的治疗。

阴证阳证,不是固定不变,而是在一定条件下可以相互转化的。阴证治之得法可以转化为阳证。阳证失治误治,也可能转化为阴证。同时由于病变的复杂性,而往往是阳中有阴,阴中有阳,或介于阴阳之间,如局部高起发热,而不红为阳中有阴;漫肿平塌而发红为阴中有阳。微痛不甚或微焮不热者为介于阴证与阳证之间,因此在辨证时要抓住症状主要的一方面分析为阴为阳,只有这样才能做出正确诊断。

文献参考:

内经《痈疽篇》:"痈者壅也,邪热壅聚,气血不宣,其为证也为阳,属六腑。高肿色红,焮热疼痛,而其发也必暴,故所患浮浅而易治。疽者阻也,气血虚寒,阴邪阻逆,其为证也为阴,属脏,漫肿而色白,坚硬不痛,而其发也必缓,故所患深沉而难疗……"

《外科全生集》:红的是痈,是阳实之证,因是气血热而毒滞。白的是疽,是阴虚之证,因是气血虚而毒凝。

《外科心得》:凡痈疽阳盛者,初起便焮热红肿色赤而疼痛,像这样的便易溃、易敛、顺而易治,因为是阳证的缘故。凡阴盛者,初起便色黯不红,塌陷、不肿,木硬不痛,像这样的便难溃、难敛,逆而难治,因为是阴证的缘故。

第二节 辨病因

凡能影响人体正常生理功能,而引起疾病的因素叫作病因。致病因素十分复杂,且各种病因又能产生许多不同的症状,因此临证时必须首先从复杂的症状中探求病因才能对因施治,此即"辨证求因""审因论治"。亦即常说的病因辨证或辨病因。

外科疾患的病因分为内因和外因两大类:

内因:

1. 内伤七情 是喜、怒、忧、思、悲、恐、惊。在外科疾患中以忧思郁怒最为多见,如失荣、乳岩(肿瘤)、气瘿(囊肿)、瘰疬(淋巴结核)等症。

2. 饮食起居 饮食不节,起居失常,如过食辛辣厚味,可使胃肠机能失调,火毒内生,发为疮疡等。

外因:

1. 外感六淫 风、寒、暑、湿、燥、火。

2. 外来伤害 金刃创伤,跌打损伤,虫兽咬伤,水火烫伤。

现就各种病因致病的特点及表现简述如下。

一、六淫邪毒

风、寒、暑、湿、燥、火在正常情况下,各为六气,对人是有利的;在反常情况下就成为六淫,对人是不利的。六淫邪毒侵袭伤害人体即可发为外证,现就与外科疾病有关者分述如下:

1. 风 春令之主气,属阳邪。风邪外袭,多侵犯人体上部;肿势较甚,痛无定处,忽此忽彼,痒甚而不流水。

(1)风性上行:多易侵犯人体上部(如头面颈项)和肌肤,常与温、热、火合邪发为风温、风热、风火,如疖、腮腺炎、颌下腺炎、化脓性淋巴结炎、痒疹等。

(2)善行数变:发病急,变化快,肿胀明显,痛无定处,如荨麻疹、破伤风、风湿性关节炎,若为内风可有痉挛抽搐等。

(3)风盛则燥:发于皮肤者可泛发全身,遍体奇痒,多为干性鳞屑或风团,不流脂水如皮肤瘙痒症、慢性湿疹、神经性皮炎等。

(4)外科疮疡,邪毒"走黄",疽毒"内陷",此属内风。

2. 寒 冬令之主气,属阴邪。寒邪多侵犯筋骨,痛有定处,漫肿平塌。寒邪中络,则筋骨挛痛,拘急不舒,遇寒加重,得温则减。寒邪入骨,则隐隐酸痛,夜间尤甚,转动不利,能伸难屈,行步艰难。寒胜则裂,手足皲裂等。

(1)寒主收引:寒为阴凝杀厉之气,最伤人阳气,其性多收引,与风的弛缓相反。内经曰"寒气入经而稽迟,泣而不行,客于脉外则血少,客于脉中则气不通,故卒然而痛。"如寒邪瘀阻,气血不畅而患血栓闭塞性脉管炎,寒邪侵袭肌肤严重者可致全身性冻伤。

(2)寒易化热:寒为阴邪,侵犯人体,郁久化热,这种发热就是体内阳气与寒邪抟斗的结果,如风湿热痹,血栓闭塞性脉管炎的热毒化火型和燥盛伤阴型等。

(3)寒痛固定:寒为阴邪,沉伏深滞。痹着筋骨,疼处不移,肌肉收缩紧张,转动不利,能伸难屈,步履艰难。如风寒湿痹、肩周炎、网球肘、类风湿性脊柱炎等。

(4)肿而不硬,皮色紫暗,不红不热,疼处固定,得温则减。

3.暑　夏令之主气,属阳邪。多侵犯头面、胸背部,红肿灼热。

暑为阳邪,易耗气、伤津、挟湿。暑邪为患有一定的季节性,多发于夏季(立夏至大暑)。暑邪挟湿,久则化热,发于肌肤,头面皮病,其特点为红肿、酿脓、灼热、疼痛。如痱子、脓疱疮、疖、痈、中暑、暑厥等。

4.湿　长夏之主气,属阴邪。其性黏腻重浊,湿邪为患多缠绵不易速解。常侵犯下肢,水疱、渗液,肿则光亮,按之凹陷。

(1)湿性黏腻:临证可见发病慢,病程长,关节重着,肿痛不移。如类风湿性关节炎(着痹)等。

(2)湿性重浊:可见四肢沉重,屈伸不利,麻木,头重而胀,昏昏不清。如脑震荡等。

(3)湿邪伤人,下先受之:可见下肢浮肿,肿则光亮,按之凹陷,良久不复,李中梓:"湿气伤人在上则头重目黄,鼻塞声重,在中则痞闷不舒,在下则足胫跗肿,在经络则日晡发热,在肌肉则肿满如泥,在肢节则屈伸强硬,在隧道则重着不移,在皮肤则顽麻。"(见《证治汇补》)如静脉曲张、丹毒、脉管炎、淋巴管炎、脚气等。

(4)湿侵肌表:可见皮肤水疱糜烂,溃疡渗出,滋水淋漓,如慢性下肢溃疡。

(5)脾失健运,湿浊内行,郁而化火,湿热熏蒸,如急性胰腺炎、胆囊炎等。

5.燥　秋令之主气,属阳邪。燥邪多侵犯手足及皮肤,燥盛则干。

燥邪其性干燥,易伤津液,燥邪伤人或伤津化燥向以机体津液亏耗的证候为主,可见皮肤干燥、瘙痒、脱屑、皲裂,爪甲干枯,易折易脱,如慢性湿疹、银屑病等。燥邪兼热可见手足痿软无力,抬举不能,如周围神经损伤、神经炎等。

6.火　火旺于夏,属阳邪,火邪多侵犯全身各处,发病急速,红肿灼热,疼痛得凉则减。

火性炎上,为害甚烈,能燔灼脏腑,消烁津液,除热极生火外,风、寒、暑、湿、燥五气皆可化火。其特点为发病快,来势急,变化多,局部红肿,灼热,疼痛以致发生坏死等,如急性淋巴管炎、丹毒、衄血、斑疹、血栓闭塞性脉管炎化火型等。

二、疫疠

疫疠为病有极大的传染力,沿门阖境,老幼相似,所病如同出一辙。其与六淫邪毒致病所不同者是多从口鼻而入。疫疠流行所致的传染病种类很多,外科常见的有大头瘟(颜面丹毒)、蛤蟆瘟(流行性腮腺炎)等。

三、饮食不节

饮食是营养的源泉,如果没有节制,暴饮暴食或过食肥甘厚味,或过于偏食,都会造成疾病。如《内经·五脏生成篇》云:"多食苦则皮槁毛拔,多食辛则筋急爪枯,多食甘则骨疼发落……此五味之所伤也。"又说"膏粱之变,足生大疔",如过食辛辣厚味,胃肠积热,可发生疮疡;饮食过度,里结肠胃,可引起急腹症;平素喜食生冷不洁,可致蛔虫性肠梗阻、胆道蛔虫病等。

四、精神因素

精神因素主要是指内伤七情即喜、怒、忧、思、悲、恐、惊,七种情志的变化。七情作为病因引起疾病的方式,或是直接损害五脏,如怒伤肝,喜伤心,忧思伤脾,悲伤肺,惊恐伤肾;或者是间接通过气火的作用而致病,气同七情的关系极为密切,如怒则气上,喜则气缓,惊则气乱,恐则气下,思则气结,悲则气消……由此可见情志的有余或不足是会扰乱气的正常运行功能,因而出现气郁、气滞等气分病证,它与怒、忧、思、悲有关,症状表现为肿胀、疼痛,为有余之病。而喜、惊、恐则耗散正气,为不足之病证,见心悸、失眠等。其次喜、怒、思、悲、恐五志过甚可以化火,而表现出火的症状,故有"气有余便是火""气郁化火"之说。

总之七情所伤主要引起五脏以及气火的病证,在外科疾患中以忧思郁怒最为多见,临床中与此有关的病因尚有郁、痰、气、瘀,现简述如下:

1. 郁 多由肝气郁结,其肿坚硬如石,状如岩石,皮色如常,推之不动。如失荣、马刀挟瘿、石疽、乳腺癌等。

2. 痰 多由脾失健运,肿块或硬或软,皮色如常,推之能动。如淋巴结肿大、皮脂腺囊肿、淋巴结核等。痰是病理产物,由津液凝聚而成,与脾气虚、肝气郁、肾阴虚有密切关系。痰可随气到处流窜,形成之后,使人体出现新的病理过程,产生许多疾病,临床所谓"痰证"是指引起某些疾病或证候的病因而言。

外科常见,痰流窜四肢,营卫不调,气血乱,麻木不仁,蚁行感,包块或痰阻经络出现瘰疬、痰核。

(1)痰核瘰疬:多生于颈项,皮里膜外,有核可寻,硬或软滑,一经破溃,难以收口,包块无胀感。如颈淋巴结炎、颌下淋巴结炎、颈淋巴结核等。

(2)流痰:好发于骨与关节,痰浊凝聚留于骨骼,发病慢,不红不肿不热,隐隐酸痛,关节活动障碍,久则化脓溃烂,不易收口。如慢性骨髓炎、骨关节结核等。

(3)湿痰流注:漫肿疼痛,皮色如常,好发于肌肉丰满的深处。如多发性肌肉深部脓肿。

3. 气 多由肝气不舒,肿块随喜怒消长,痛如针刺,游走不定。如气瘿、"囊肿"。

4.瘀　血热、血寒、外伤均可导致瘀滞,其表现为皮色青紫,或沿血脉有索状硬物。如挫伤、胸腹壁静脉炎、皮肤色素沉着等。

五、外来伤害

外来伤害包括外伤、烧伤、冻伤和毒蛇咬伤等,这些伤害,轻则皮肉筋骨受损,重则伤及脏腑,能引起严重的全身病变。

六、部位辨证

中医外科将人体分为上、中、下三部。头颈及上肢属上部,胸腹背腰、会阴及手足指趾属中部,下肢、前后二阴、臀部属下部,每部在疾病的发生上,有其一定的病因,如风、热多侵犯上部,因为风性上行,火性炎上;气、火易侵犯中部,因为气火俱发于中,而及四末;寒湿易侵袭下部,因为湿性下趋。此为一般规律,临证时必须结合四诊全面分析,不可拘泥部位。

第三节　辨脏腑经络

一、辨脏腑

由于人体是一个完整统一的有机体,外证虽绝大多数发于体表的皮肉脉筋骨之某一部,但与脏腑有着密切的联系,一般来说,脏腑功能失调可以导致疮疡的发生。《内经》云:"诸痛痒疮,皆属于心。"《外科启玄》曰:"凡疮疡,皆由五脏不和,六腑壅滞,则令经脉不通而生焉。"如肝气不舒、脾胃湿热等均可发生疮疡,此即"有诸内,必行于外"。外证发生于外,而其根源与内脏有关。

既然脏腑内在病变,可以反映于体表而发生疮疡,反之体表的疮疡病变也可以影响到脏腑而发病。如有头疽、颜面疗疮、神经性皮炎等,可因"热毒"炽盛或因气血不足,遂使毒邪走窜,内攻脏腑,从而蒙蔽心包,扰乱神明,以致出现神昏谵语,"毒气攻心"等许多危重症状而成"走黄""内陷"等证。外证与脏腑这种密切关系,在诊断、治疗及预后上都有指导临床实践的意义。

1.肺气不固

病因:肺气虚。

主证:面色苍白,时时自汗,喜暖怕冷,疲乏无力,舌淡苔薄白,脉沉细。局部皮肤色白,时起时消,或皮肤局限性或弥漫性发硬,具有蜡样光泽,甚至萎缩,紧贴于深层组织。

参考:外科常见皮病与肺有关,如慢性荨麻疹、硬皮病之寒侵络脉,肺卫不宣型等。

2. 火毒攻心

病因：邪盛正虚，火毒内传，侵犯心包。

主证：壮热恶寒，烦躁不安，神昏谵语，舌质红绛，脉洪数，甚则昏迷、痉厥。局部疮陷无脓、肿热蔓延、皮色变紫、脓水淋漓，甚则出血坏死。

参考：急性化脓性感染、败血症。

3. 肝风内动

病因：外感风温邪毒，引起高热，热极生风。

主证：高热，抽搐，昏迷，角弓反张，项强，便干结，舌红苔黄糙，脉弦数。

参考：外科常见严重的化脓性感染、破伤风。

4. 肝气郁结

病因：忧思郁怒，精神内伤。

主证：胁肋串痛，头目眩晕，胸闷腹疼，口苦呕恶，月经不调，舌质红，脉弦。局部成块结聚，或坚实或软绵。皮色不变或出现雷诺氏现象。

参考：乳腺、甲状腺、颈部的包块（包括结核、肿瘤），慢性胆囊炎，胰腺炎，硬皮病之寒热错杂、肝郁血瘀型。

5. 寒凝肝脉

病因：寒邪侵袭足厥阴肝经、气血凝滞。

主证：小腹疼痛，牵引睾丸，阴囊回缩、坠疼，畏寒肢冷，苔白滑，脉沉弦或沉实。局部睾丸硬结、条索，皮色不变，疼或不疼或酸疼。

参考：疝、睾丸附睾炎或结核（一部分）。

6. 湿热蕴脾

病因：脾胃虚弱、湿浊内蕴。

主证：黄疸色泽光亮，脘腹胀满，泛恶欲吐，便秘尿赤，皮肤湿疹流黄水，溃疡、脓疱、糜烂，舌红苔黄腻，脉濡数。

参考：外科常见感染、皮肤湿疹、下肢疮疡。

7. 肝肾阴虚

病因：肝血虚，肾精虚。

主证：头昏目眩，烦躁易怒，耳鸣多梦，五心烦热，腰膝酸软，潮热盗汗，舌淡苔薄，脉沉细。外科常见关节不利，酸痛痿弱，麻痹乏力。

参考：关节、软组织损伤、骨关节结核。

8. 脾肾阳虚

病因：素体脾胃阳虚，复感寒邪，寒凝肌肤。

主证：畏寒肢冷，气短懒言，身体倦怠，关节疼痛，大便稀，眼睑、面部、手背发紧,肿胀,局部坚硬,皮肤多呈粉红色或黑白相间,舌体浮胖、质淡暗,苔白腻,脉细弱。

参考:局限性硬皮病及系统性硬皮病寒凝腠理、脾肾阳虚型。

二、辨经络

经络分布于人体各部,内源于脏腑,外通于体表的皮肉脉筋骨等处,具有运行气血,联系人体内外各个组织器官的作用,因此外证的发生传变等都与经络有密切关系。

各种原因所致的经络阻塞、气血凝滞都可发生外证,如《医宗金鉴·外科心法》称:"痈疽原是火毒生,经络阻隔气血凝。"可见经络阻隔是外证病变的主要病机之一,古人从实践中认识到,"最虚之处,便是客邪之地"。这都说明身体经络某一部有了弱点,便能发生局部经络阻塞、气血凝滞,而发为疮疡。

体表疮疡邪毒,由外传里,内攻脏腑而发生病变,或脏腑内在病变由里达表,外达体表而发生外证,都是通过经络的传导而形成的。

1. 经络部位

头面部:头顶属督脉,两旁属足太阳膀胱经,面部属足阳明胃经,耳前后属足少阳胆经及三焦经。颈、胸胁属足厥阴肝经、足少阳胆经。乳头属足厥阴肝经,乳房属足阳明胃经。背部正中属督脉,两旁属于足太阳膀胱经。

疮疡发生于头部,头顶属督脉,两旁属足太阳膀胱经,面部属足阳明胃经,耳前后属足少阳胆经及三焦经。发于背部的蜂窝织炎、腘窝脓肿为足太阳膀胱经循行部位,故多为湿热壅滞之证;若发于乳房的急性乳腺炎,为足阳明胃经循行部位,多属阳明积热之证。另一方面,又可从经穴部位压痛点以辨识疾病,例如:一般肝胆系统疾病可在中都、阳陵泉等穴出现压痛点;慢性腰腿痛可在承扶、委中、承山、昆仑等穴出现压痛点。还有以穴位命名,如百会疽、人中疔、委中毒等,又因脏腑经络之血都归于冲脉,所以"冲为血海"。《灵枢·逆顺肥瘦篇》记载"夫冲脉者,五脏六腑之海也,五脏六腑皆禀焉。其上者,出于颃颡,渗诸阳,灌诸精;其下者,注少阴之大络,出于气街,循阴股内廉,入腘中,伏行骭骨内,下至内踝之后属而别。其下者,并于少阴之经,渗三阴;其前者,伏行出跗属,下循跗,入大趾间,渗诸络而温肌肉。故别络结则跗上不动,不动则厥,厥则寒矣。"说明冲脉不仅与全身血液循环有关,而且与下肢血管的走行极其相似,起着营养下肢的作用。因此有"病发于下肢,可使冲脉失养"的认识。

腹部:正中属任脉,两侧为足厥阴肝经、足少阳胆经、足少阴肾经。

上肢:外侧手三阳经,内侧手三阴经。

下肢:外侧足三阳经,内侧足三阴经。

手心:属心包经。

足心:足少阴肾经。

2.经络传变

肺合大肠,大肠者皮其应;心合小肠,小肠者脉其应;肝合胆,胆者筋其应;脾合胃,胃者肉其应;肾合膀胱,膀胱者腠理毫毛其应。

皮肉脉筋骨,内合肺脾心肝肾,通过经络互相联系,有出有入,有感有应,通过辨别外证的部位、经脉所主和症状,可以判断疾病浅深与脏腑关系。

第四节　辨营血卫气

一、辨营血

营和血都行于脉中,常常独提血,无"营虚""营实"之谈,二者皆由水谷精微所化,和调五脏,洒陈六腑,而入于脉,循环无端,周流不息。生化于脾,总统于心,储藏于肝,宣发于肺。灌溉一身脏腑脉络,无不由于血之滋养。故曰"血者神气也""持之则存、失之则亡"。如喜怒无常,饮食无节,起居无时,则营血乱行;营血内停则为蓄血;外溢则为渗血;妄行于上则为吐衄;衰涸于内则为虚劳;流渗于下则为便血;热极化腐则为脓血;热盛于阴则为疮疡;湿滞于血则为隐疹;热极沸腾则为发斑;跌扑则为瘀血;内滞痰浊则为癥瘕积聚。总之,血宜循行流畅,气血同出而异名,故血随气行,气行则血行,气止则血止,气温则滑,气寒则凝,凡治血必先治气,气凉血自归经,活血必先顺气,气暖血自运动,养血必先养气,气旺血自滋生。血虽不是病因,而因血的病变常由多种情况下引起,并且还成为独立的病,如血虚、血瘀、血热、血寒等,故在治疗上有补、破、凉、温等法。血证在临床多见如下:

1.血虚　面色苍白,指甲色淡,头目昏花,皮毛枯焦,手足麻木等。常见如皮损干燥,厚裂,不流水。临床以心肝脾三脏血虚多见(见内科脏辨)。

2.血热　斑疹隐隐发红,小的紫斑,吐衄便血,心烦口干,舌红脉数。血热有虚实之分,临床常需结合其他症状辨证。

3.血瘀　疼痛固定不移,有热胀刺痛感,肿块聚而不散,固定不移,皮色青紫,或瘀斑点。舌质紫暗,边尖有瘀斑,可伴低热,面色青紫,肌肤甲错。

二、辨卫气

卫和气相提并论,卫实乃气的一部分作用,辨证中常单独提出。气为阳,人身浩大之元气,当其和平之时,源出中焦,总统于肺,对外卫护皮毛、充实腠理,对内导引血脉、升降阴阳,周流一身,逆行不息。人之五脏六腑,十二经脉,其所以相生相养,皆耗此气,气盛则赢,气衰则虚,气顺则平,气逆则病。由于这一理论发展,气滞、气郁、气壅、气闭等。内伤疾患影响人首先是气,但气与血同源而异名,从而必然也会影响到血,气血受了影响,营卫不和,血气凝滞经络受阻,所以引起一切疮症,症状表现有虚有实,有痰有火,初起实多虚少,实者宜泄,虚者宜补,故在治疗上不治其火则气不降,不治其痰则气不利,清痰降火,调和营卫,使其舒畅和平,实为治气的重要方法。

外科常见气证如下:

1.气虚　主证:面色㿠白不华,身倦无力,气短懒言,易汗自汗,舌质淡体胖,脉虚大无力。外科常见皮肤病多属肺气不固,营卫不和。

2.气滞　主证:疼痛阵发,攻痛无常,抽掣无定,胀感明显,胀重于疼,聚而有形,散而无形,部位不定,随情绪消长。外科常见如疝、肠痉挛。

3.气郁　主证:精神抑郁易怒,局部结聚成块,肿块或坚实或软绵,皮色不变,与情绪关系密切。外科常见甲状腺及颈部包块,乳腺增生、瘤、癌等。

4.气结　主证:初为痞块,按之不得,能见其形,结久不散,与血相结,则为有形固定的包块,中医称之为癥积。

5.气壅　主证:壅聚肿大。

6.气闭　主证:昏迷不醒。

第五节　辨精神津液

精——是人体活动的物质基础。

神——是人体一切功能活动的总体现。

津——是体液的一部分,随卫气而布散。

液——也是体液的一部分,随营血而周流。

精、津液、气血都来源于饮食物的精华,虽是同源而异流的,但它们之间是相互依存、相互资生、相互影响的,所以在津液耗损后,会使气血同时亏虚,而气血亏虚,也会导致津液不足,例如临床上大吐、大汗、大泄的病人相继出现少气、心悸、肢冷、精神萎靡、面色无光、目无神采等气血虚少的证候。若大量失血的病人,也会出现口渴、小便减少、大便难的津液缺乏现象。在正常情况下:精充—气盛—神旺。在病理改变时:精少—气弱—神衰。因而气产生于精,精的化生也赖于气,精气相合,表现为神,津液充养皮肤,滑利关节,它们互相作用,从而维持着人体的生命活动。

第五章 外科治疗简述

辨证论治,是中医在治疗时必须掌握的一个基本原则,就是说,在着手处理一个疾病的时候,首先要辨证求因,然后审因论治。在外科方面,治疗准则为扶正祛邪与治病求本;治疗方法一般分为外治法和内治法,在总则的指导下,这两种方法相互配合,才能达到满意效果。就其重要点,简述如下。

第一节 治疗总则

中医治疗是以"辨证"为基础的,它是根据病因、症状、部位以及个体差异制定出来的。如化脓性感染,病因属风热为本,症状有发热、恶寒、头痛、局部红肿热痛等为标;治宜辛凉解毒,方用五味消毒饮,药物为二花、公英、地丁、野菊花、天葵子、石斛、草河车,方中加入一些辛温药物(如荆芥等)以助退热、解毒,亦是必要的。每方有加减就是这个意思,当然治疗还是要分清主次的。

学习治疗方法之前,必须先了解若干总则,对扶正祛邪及治病求本要有一个基本的认识。

一、扶正祛邪

正与邪是疾病发展过程中的两个对立面,二者既相互联系又相互斗争,由此来决定疾病的发生、发展和变化。中医认为正气是维持身体健康的力量,也是机体生理功能的表现;邪气是指各种致病因子,也是指这些因子而致的病理变化。一切疾病的过程都是正邪双方的斗争过程,是由正邪双方斗争力量的消长来决定的。正气盛则不病,因为"正气内存,邪不可干";邪气实则病,"邪之所凑,其气必虚"。

中医在治疗上最根本的目标,就是改变正邪双方力量的对比,使疾病发生转化。所以在治疗时如何促使其有利于转化,这就要以"扶正祛邪"的根本原则来制定方药。

"扶正"即是补法,常用的有益气、养血、滋阴、助阳等;"祛邪"即是泻法,常用的有解毒、疏通、化瘀、软坚等,在扶正祛邪的原则指导下,产生八法:汗、吐、下、和、温、清、补、消。

根据外科特点,有初起、成脓、溃破、收敛四个不同阶段,治疗时又有消透、托调的不同原则。扶正与祛邪是紧密联系的,扶正为了祛邪,祛邪为了扶正,在临床中应认真观察邪正盛衰的情况,区别主次,灵活运用。

1. 扶正　适用于外邪者。

2. 祛邪　适用于正虚不明显者。

3. 扶正兼祛邪　于补法中稍加祛邪,如托里消毒饮、十奇散等。

4 祛邪兼扶正　以祛邪为主,兼以扶正,如黄芪竹叶石膏汤、小柴胡汤等。

5. 先扶正后祛邪　适用于同时有正虚也有邪毒者,如下利腹满、关节肿痛,应先温里(扶正),用理中汤或保和丸,后祛邪用附子汤。

6. 先祛邪后扶正　邪正都有,若兼扶正反而助邪,如里热炽盛(败血症)、便结、津液耗伤者,先用承气汤攻实邪,后用增液汤扶正。总之,不论采用何法,应从有利于扶正着眼。

二、治病求本

治病求本,就是治疗疾病时必须寻求疾病的根本原因,并针对其根本原因进行治疗。此为辨证论治的一个根本原则。

"本"是对"标"而言的,标本是一个相对的概念,有许多含义,可用以说明病变过程中各种矛盾双方的主次关系。如以邪正而言,正气为本,邪气为标;以症因而言,病因为本,症状为标;以新久而言,先病为本,后病为标,旧病为本,新病为标;以病位而言,在内为本,在外为标。总之疾病发展过程中,矛盾虽多,但总可用标本来概括其主次关系。

治病必求于本,本于阴阳。在外科来说,阴证属里、虚、寒,应用补法和温热药治疗。阳证属表、实、热,应用泻法和寒凉药治疗。如阴虚发热,阴虚为本,发热属标,滋阴为治本之法。

急则治其标,缓则治其本。如红肿热痛,平素体弱多病,标急于本,应先治标;又如平素体弱,经常见出疖肿,本急于标,应先治本。

标本俱急者,如败血症,热多炽盛为本;红肿热痛,神昏谵语为标,属标本俱急,应标本同治,宜清热开窍。再如脓肿伴下利腹满的患者,下利腹满病在内为本,脓肿病在外为标,治本应温里,治标宜解毒。总之在治本的同时也不应忽视治标,如脓肿风寒为本,恶寒、发热、头痛、身痛为标,治疗宜疏散风寒,方中加清热解毒药以助退热。

如同时患两病,有标有本,旧病为本,新病为标,慢性病为本,急性病为标,治疗时应本着急则治其标,缓则治其本的原则进行。

第二节　外治法

外治法是利用药物、手术或器械施用于患者体表的一定部位,达到治疗目的的一种治疗方法。在外科占有重要的地位。《素问·五常政大论》说:"上取下取""内取外取",《礼记》:"头有疮则沐,身有疡则浴"。这都说明外治法应用于临床已有悠久的历史。不仅如此,甚至有的病人病起仓促,非内治法所能急切奏效的,也大多数施以外治法,如针刺人中治脱证,开关散治牙关紧闭等。针对病情变化,外治法和内治法或单独应用,也可内外兼施。但应用时必须掌握辨证论治的原则,依据初起、已成、溃破、收敛四个不同阶段采用相应的方法。现举几种常用方法如下。

一、贴法

贴法有膏药和药膏两种,使用简便,不论任何阶段,根据"热者寒之,寒者热之"的原则都可使用。

1.膏药(古称薄贴)　由于膏药的方剂不同,药性差异,摊制大小薄厚不一,所以适应证各有不同。

(1)治表:消肿、止疼、提脓、祛腐。

(2)阳证:拔毒膏、白龙膏。

(3)阴证:阳和解凝膏。

(4)治里:祛风寒、活气血、消痞块等。

(5)治风寒:狗皮膏药、伤湿止痛膏。

(6)治跌打损伤:跌打损伤膏、活血膏。

(7)治痰:消核膏。

(8)治痞块:阿魏化痞膏。

至于膏药上掺布药粉,是根据病情、性质而选用相应的药粉。除此之外,有将膏药趁热量疼痛大小当膏药敷在患处,候冷后取掉,具有温经祛寒、舒筋活血的作用。

2.药膏　药膏在贴法中最常用,不论阴证、阳证、肿疡、溃疡等,均可根据不同病证,贴敷不同药品。

(1)阳证:铁箍散、止痛消炎膏。

(2)阴证:回阳玉龙膏、阳和膏。

(3)半阴半阳:冲和膏、藤黄膏。

(4)皮肤病:解毒丹、金蝉膏、皮炎膏。若溃破可加不同药粉。

药膏的配制和用法:将制好的药粉用油和黄蜡或凡士林、水等调配,用时将软膏量病灶大小,摊敷纱布上,每日换药1次。

二、掺药法

掺药就是按病情性质,以制好的药粉,掺在膏药或药膏上,或直接掺在疮口上,可分为消散、拔毒、祛腐、生肌等几种。

1.消散　是用具有消散作用的药粉掺在膏药上,阳证用雄麝散,阴证用桂麝散。

2.拔毒　用于疮疡已溃、未溃或溃口小脓出不畅者,以拔毒提脓,如追毒散、瘘管锭。

3.祛腐　用于腐肉不脱,新肉难生者,如小昇丹、红昇丹,以使其死肌腐肉与健康组织脱离,达到祛腐生肌的目的。

4.生肌　用于腐肉已脱,新肉未生者,如生肌散,以使其早日愈合;若脓毒未净时,不宜使用生肌散,以防毒聚延误愈合,此时可用化腐生肌散。

三、熏洗法(熏法、塌渍法)

熏法有烟熏和蒸汽两种,目前熏蒸二法多用水煎药物,趁热熏洗局部。其作用舒通气血,解毒止痒,如猪蹄汤治溃疡久不愈合,苦参汤治急、慢性湿疹。

使用熏洗法时,药液宜温热,稍凉可更换,每次半小时左右,熏洗后注意保暖,淋洗疮口所用器械宜清洗消毒。

四、熨法

是将药物加热,温熨体表某一部位的疗法。其作用散寒通络、温经镇痛。如风寒痹证用盐香散食盐炒极热用纱布包,热熨患部,每次半小时,注意勿烫伤。

五、针灸法

针刺和灸法在外科应用已久,针刺止疼,针刺阑尾穴治肠痈,已获得满意效果。近来更见针刺排石,针刺促进穿孔愈合等新成果,针灸法在外科的使用将进一步广泛。

第三节　内治法

外科内治法,仍以八法(汗、吐、下、和、温、清、消、补)作为指导。但是,一般外科疾患的发展规律是经过肿疡和溃疡,由于邪正消长情况,肿疡又分为初起(即毒聚)、已成(即热盛酿脓),溃疡又分为破溃(即毁坏或溃穿)、收敛(即更生),因而治疗方法可根据各阶段的不同特点,分别采用内消、透脓、托毒、调理等来进行。

一、内消法

内消法是一切外科疾患初期的治疗总纲,也是消除疾病原因的基本方法,它是本着扶正祛邪,标本缓急,正治反治等法则,通过内服药物,以达到消散邪毒,解除疾病的目的。

内消法在实际运用中,根据临床证候,选择不同方法,如疏风解肌、通里攻下、清火解毒、利湿清热、温经通络、疏肝解郁、软坚化痰等都属于内消法的范围。分述如下:

1. 疏风解肌 肌肤是人体之藩篱,外感邪毒,留于肌肤,致使腠理不固,营卫不和,出现恶寒发热等表证或发为疮疡、皮病,此时邪毒尚浅,应用疏风解表药物可使表浅和肌腠之邪随汗而解,以达到解肌和营卫,正如内经所说"汗之则疮已"。

适应证:凡具有形寒恶风,身热头痛,局部结块红肿,脉浮数或浮紧,苔薄白或白腻。常用于化脓性感染的初期,如软组织急性化脓性感染、急性化脓性淋巴结炎、急性化脓性扁桃体炎等,也常用于皮肤病如荨麻疹、湿疹以及风寒湿痹等症。

用法:在具体应用中必须掌握风邪的特性,风邪易侵犯人体上部,善行数变,又多与寒、热、火、温、湿合邪伤人。常见风温、风热、风火、风寒、风湿、风寒湿、风湿热等。故有辛凉解表和辛温解表之别:

治法	适应证	见 证	方剂
辛凉解表	外感风热证	疮疡焮红肿痛,恶寒轻,发热重,汗少,口渴,小便黄,舌苔白,脉浮数	银翘散、牛蒡解肌汤
辛温解表	外感风寒证	疮疡肿痛,恶寒重,发热轻,无汗,头痛,身痛,口不渴,舌苔白,脉浮紧	荆防败毒散、万灵丹

注意事项:

(1)汗法不宜太过。

(2)久病使用汗法应慎重,《伤寒论》有"疮家不可发汗,汗出则痉"之说。

常用方剂:荆防败毒散,牛蒡解肌汤,连翘败毒散,万灵丹,升麻合剂。

2. 通里攻下 通里攻下是一种攻逐体内结滞,具有排除蓄积,推陈出新作用的方法。六腑以通为用,其功能是泻而不藏,为传化之腑。凡八纲归纳为"里实热"证者,都应攻逐实热,凡通里攻下、泻火行瘀、消痰导滞、和胃降逆、理气开郁等都属通下范围。

适应证:一切外科疾患,凡属里热实阳证而兼便结者,均可攻下,如高热烦躁,饮冷腹满,胀痛拒按,大便秘结,小便短赤,舌苔黄腻或黄燥,脉沉实大,此为热毒入腑,内结不散,宜寒下。若寒气冷食,积留胃中,心腹胀满,大便不通,此为阴结,宜温下等,因此临床之时,必须辨清寒热,结合病情之缓急、体质之强弱,根据标本缓急原则灵活运用。

法则	适应证	病机	见证	方剂
寒下	里热实证	热毒入腑,内结不散	高热烦躁,腹满胀疼,大便秘结,小便混赤或疮疡焮红,高肿疼痛剧烈,苔黄腻或燥,脉沉实大	大承气汤(峻下);内疏黄连汤(缓下)
温下	里寒实证	阴寒邪毒入腑,结而不散	恶寒肢冷,脘腹胀满,大便秘结,苔白腻,脉沉紧	备急丸(峻下);半硫丸(缓下)

注意事项:

(1)要明确诊断,严格掌握原则。若表不解者及邪在半表半里而呕者不可下,误下易引起内陷。

(2)新产血虚,年老液燥者不宜攻下。

(3)妊娠及月经期不可攻下,以防出血和流产之弊。

常用方剂:内疏黄连汤,大承气汤加减,大建中汤,备急丸,半硫丸。

3.清火解毒 是外科常用方法之一,不分各个阶段,只要有"火"的表现,均应以"清"为主。清法是治疗热性病中的一种,凡外感六淫之邪,由表入里,邪从热化,或内因五志(心肝脾肺肾)变动而化火,燔灼津液,都采用此法,以达清热保津、除烦止渴的作用。但具体运用时必须辨清热之盛衰(温是热之轻,火是热之甚,三者程度不同,本质是一致的),火之虚实,由于热毒有在卫分、气分、营分、血分或邪扰心肝之不同,所以治法有清温、清热、清火治以辛凉、苦寒、甘寒、咸寒等之不同。

适应证:一切外科疾病,凡有"火毒""热毒"之见证者,或火热之邪与其他病因相合者,如风热、湿热、痰热等均可使用本法。

用法:应辨别火热的盛衰、虚实及所在浅深的酌情处理。

	见证	方药
温毒(热之轻)	病情来势较轻,发热、恶寒轻,或憎寒壮热,局部肿胀明显,皮色变化不大	升麻合剂(加减)
热毒	来势缓,化脓,高热,烦躁,便干,溲赤	升麻合剂
火毒(热之极)	来势猛,变化快,高热,烦躁,谵语	五味消毒饮

病位	临床特点	用药	选方
卫	发热,恶寒,头痛,身痛,苔薄白,脉浮	辛凉	银翘解毒汤
气	发热较高,不恶寒,口渴,舌红苔黄,脉数	甘寒	白虎汤

续表

病位	临床特点	用药	选方
营	发热夜间较重,口不甚渴,躁扰不安或谵语或出现隐隐斑疹,舌绛无苔,脉细数	苦寒	黄连解毒汤
血	高热出血,皮肤斑疹,烦躁谵妄神昏或抽搐,舌紫绛无苔,脉细数	咸寒	犀角地黄汤

虚火:乃阴虚内热之虚证,如疮疡见骨蒸潮热,口干咽燥,虚烦不寐,舌光质红脉细数,宜滋阴清火。

注意事项:

(1)溃疡余毒未净,仍宜清法。

(2)清火解毒,多以苦寒药物,切勿太过,以防损耗胃气之弊。

常用方剂:五味消毒饮,银花解毒汤,黄连解毒汤,疔毒复生汤,玉枢丹,梅花点舌丹,柴胡清肝汤,至宝丹,紫雪丹,安宫牛黄丸,六神丸,内疏黄连汤。

4.利湿清热　临床上以湿热之见证最为多见,凡瘙痒流水,肿胀,口渴不思饮,舌苔黄腻者多偏湿盛,灼热掀肿,口苦尿少溲赤,偏热盛,湿与热相互胶结,滞留经络,乃致营卫壅滞,脉缓不通,湿性重浊而下趋,每易发生在下肢,根据辨证原则,以利湿清热之法。

适应证:凡外科疾病由湿热而致者。

(1)湿热互蒸,走窜四肢,淫溢肌肤,或瘀滞挟湿,损伤经络,证见下肢肿胀、渗出、糜烂、局部发热、肌肤掀热作痒,如湿疹、臁疮、委中毒等,宜清热化湿,可用三妙汤加味或武神汤。

(2)脾胃湿热蒸发于外,脾胃功能失调,证见口渴、口苦、咽干、尿赤、便秘者,和胃除湿。偏热,局部掀热肿胀,可用承气汤、土茯苓合剂;偏湿,瘙痒流水水肿,可用除湿胃苓汤。

(3)肝胆湿热,证见口苦、咽干、口渴不思饮、发冷或发热、黄疸、胸闷腹胀、大便秘结,如急性睾丸炎,宜清热利胆,可用龙胆泻肝汤。

(4)膀胱湿热蕴结,宜清热渗湿,用寒通汤、八正散。

(5)有湿而兼血热者,宜清热化湿凉血,可用三仁汤。

(6)有湿而兼风寒者,宜祛风胜湿,或温经化湿,可用羌活胜湿汤、消风散等。

(7)湿热流注经脉,宜健脾利湿,行气通络,用参竹合剂、顾步汤等,如血栓性脉管炎、静脉炎。

注意事项:

(1)清热利湿药物,每能伤阴耗津,应注意脾胃功能。

(2)阴虚体弱者禁用。

(3)外科病除湿热外,还有寒湿、风湿,应随证施治。

常用方剂:三妙五味饮,除湿胃苓汤,龙胆泻肝汤,八正散,草薢渗湿汤,土茯苓合剂,三妙汤加味,参竹合剂,顾步汤加味,Ⅰ号甦脉饮,舒脉饮,消风导赤散加味,消风散,寒通汤。

5.温通经络　阴寒凝滞,阻于经络、筋骨之间,阳气失宣,气血不通,当以"寒者热之"的精神予温经通络之法治疗。此外寒湿、寒痰应予温化之法。

适应证:风寒湿邪袭于脉络筋骨,引起的四肢拘急,酸困胀痛,足痿不用或脾肾阳虚,腹痛便溏等。

用法:

(1)寒湿凝滞四肢,拘急,肌萎缩,疼处固定,局部发冷,如血栓闭塞性脉管炎、化脓性骨髓炎(初期)、深部软组织炎,伴有脾肾阳虚证者用阳和汤,伴有风寒表证者用黄芪桂枝五物汤。

(2)寒湿停滞脾胃,完谷不化,便溏,厌食油腻,用附子理中汤。

(3)寒湿凝滞经络,四肢拘急,遇冷苍白青紫,如末梢神经炎、雷诺氏病、硬皮病等可用芍药甘草汤、当归四逆汤、Ⅰ号回阳通脉汤等。

注意事项:

(1)阴虚者禁用。

(2)热证和阴虚内热引起咯血不能用此法。

常用方剂:阳和汤,桂枝加当归汤,芍药甘草汤加味,苓桂术甘汤加味,苓桂苡滑汤,中九丸,小金丹,忍附汤,大建中汤,理中汤,回阳通脉汤。

6.行气化瘀　大抵外科病非肿即痛,但肿痛在病理反应上,乃气滞血瘀,经络阻隔,营卫不和,因此用行气化瘀,使经络疏通,血脉流畅,而营卫调和,达到消散目的。

适应证:外科疾患,酸胀、刺痛、冷麻、结块坚硬,皮色白或暗红,属气血壅滞者宜之。

注意事项:

(1)行气活血药物性味多偏温燥,易耗气伤阴。

(2)气虚,伤阴或火盛者慎用。

常用方剂:桃红四物汤加味,Ⅱ号甦脉饮,活血散,血府逐瘀汤,膈下逐瘀汤,甦脉饮。

7.疏肝解郁　是用于肝郁不达,气机不舒,证见胸胁胀满或结块坚硬。用疏肝解郁之法,使气机条达,结块消散。

适应证:肝气不舒导致胸胁胀疼,乳中结块。

注意事项:

(1)疏肝解郁之药,多因辛温香燥,易于耗气伤阴。

(2)凡气虚阴虚或火盛的患者应避免使用。

常用方剂:逍遥散加减,柴胡疏肝汤,散结汤,内消散。

8.软坚化痰　因痰而导致的外科疾病很多,痰本在脾,气机阻滞而生痰块,骨骼空虚,痰核流注,消痰之法,因证而异。

适应证:凡痰浊留滞于肌肉或经络,如颈痛、乳腺增生症、腺瘤、淋巴结核。

用法:针对不同病因,采取下列治法。

(1)风热灼津生痰,结于颈项腮颐,如颈部淋巴感染、急性腮腺炎等可用牛蒡解肌汤、升麻合剂。

(2)肝胆内热,煎熬成痰,如颈淋巴结核、乳腺瘤、甲状腺瘤等包块,可用消瘰丸、内消散、结核内消丸。

(3)气阴久虚,痰湿流注肌腠、经络、骨骼,如多发性脂肪瘤、慢性淋巴结炎、膝关节滑膜炎,可选用小金丹、二陈汤、五香流气饮加味。

注意事项:软坚化痰药物多攻穿性猛,对平素体弱或久病伤正者,须辨清使用。

常用方剂:消瘰汤,内消散,和乳汤,结核内消丸,牛蒡解肌汤,小金丹。

二、透脓法

凡脓已形成而不能外溃者,用透脓法。使脓出毒泄,以免邪毒旁窜或深溃。目前多以手术切开引流,但有时体质较弱,生脓迟缓,以此法扶助正气,加以攻穿药物佐之,达到早日破溃之目的。

适应证:凡脓肿热已形成,势必穿破者,均宜之。

常用方剂:透脓散,消痈汤。

三、托毒法

托毒法实质是以扶正为主,兼以驱邪的原则,临证使用极其广泛,因为外科疾患发展到溃破阶段时毒盛正弱,此时,正气强弱是好转与恶化的关键,若肿消疼减疮敛为正复邪去,若气血不足,毒势已成,正不胜邪,不能托毒外出,此时,毒邪易侵犯其他脏腑,出现内陷或毒窜之弊。

适应证:溃疡阶段脓出不畅,疮仍坚硬不敛,红肿不退,毒气不出,或脓水清晰,新肉不生,久不收口,正气不足,不能托毒外达之时均宜此法。

注意事项:

(1)气血充实,正气不衰,邪气盛实者,不宜托毒。

（2）溃疡阶段，突发高热，此为毒邪续发，仍应辨清毒邪灵活运用。

常用方剂：四妙汤，托里消毒饮，内托生肌散，托里清中汤，托里和中汤，托里建中汤，托里寒通汤。

四、调理法

在溃疡收敛阶段，宗李东垣之调理脾胃为主。使其迅速生肌，早日愈合。

《灵枢·官能》篇曰："理气血而调诸顺逆，察阴阳而兼诸方。"仲景《伤寒论》一百一十三方中"治阴阳有余之证，以调胃承气汤；治太阴不足之证，以理中丸"，可见调理的用意之所在。外科急症以手术和药物抢救，但术后仍重调理，慢性疾病往往由急性病转化而来，因此，在处理慢性病的过程中，应精密诊断，循序渐进。调理阴阳气血津液之所偏，达到复元之目的。

适应证：不论溃疡或杂病转化为后者，均宜此法。

常用方剂：补中益气汤，六味地黄汤，左归丸，右归丸，骨痨煎，骨痨丸，大防风汤加味。

下篇 各论

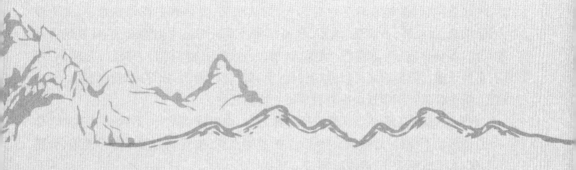

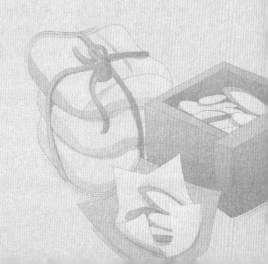

第一章　感　染

第一节　感染概述

感染是现代医学一个很大的课题,祖国医学没有这一名称,现代医学外科常见感染如疖、痈、丹毒、蜂窝织炎、淋巴结炎、败血症、淋巴结核等,皆属于中医痈、疽(或疮疡)和杂病范畴。中医所谓的"疮疡"如疔、疖、痈、丹毒、疽相当于西医之疖、痈、丹毒、蜂窝织炎等,而瘰疬、流痰、流注则相当于淋巴结炎、淋巴结核、骨结核等。疔毒走黄则相当于败血症等。痈疽在中医外科各代表一种迥然不同的证候,痈代表阳证,证候表现为红肿高大,灼热胀痛,发热恶寒或壮热恶心,便干溲赤,脉洪滑,舌红绛,苔黄腻,属阳,多属邪实。而疽则表现为阴证,证候表现为漫肿平塌,不热少痛,潮热盗汗,烦躁,纳呆,便溏倦怠,脉沉细,舌淡红,苔薄白,属阴,多属正虚。阴证阳证可以互相转化,阴可以转化为阳,阳可以转化为阴。阴中有阳,阳中有阴。阴阳是中医外科辨证立法的总纲。

《内经·痈疽》篇:"营卫稽留于经脉之中,则血泣而不行,不行则卫气从之而不通,壅遏而不得行,故热。大热不止,热胜则肉腐,肉腐则为脓。然不能陷,骨髓不为炼枯,五脏不为伤,故命曰痈。"

又说:"热气淳盛,下陷肌肤,筋髓枯,内连五脏,血气竭,当其痈下筋骨、良肉皆无余,故命曰疽。"

《内经·生气通天论》:"膏粱之变,足生大疔。"

《外科正宗》:"疔疮有朝发夕死,随发随死,诚外科证中迅速之病也……如在头面,头面诸阳之首,元阳热极所致,其行虽小,其恶甚大。"

《医宗金鉴》:"疔者,如丁钉之状,其形小,其根深,随处可生。或恣食厚味,或中蛇蛊之毒,或中疫死牛、马、猪、羊之毒,或受四时不正之疫气,致生是证。"

从上述来看,痈乃六腑积热,多为阳证;疽乃内连五脏,血气衰竭,多为阴证;疔乃脏腑毒邪蓄积,火毒内发,初为阳后又可转为阴证。至于一般疮疖多为湿热所化,在预后判断上,历代中医都认为阳证易治,阴证难疗。如《内经·痈疽》篇:"阳气大发,消烁留顶,名曰脑烁,其色不乐,项痛如刺以针,烦心者死不治。"脑烁(又名对口、脑疽、有头疽等),说明其属于阴中有阳证,若引起烦心,为内陷症状,表示预后严重。又如《千金方》对"疔"的认识,"先痒后痛,先寒后热……心惊眼花,重则呕逆等",是疔毒走黄的最早论述。类似这样的记载在中医书籍里是屡见不鲜。到了宋代的《圣济总录》至明代的《外科正宗》一书中,发展为五善配合五脏来观察预后。从病理上来看,痈为营气稽留,气血壅遏不利,形成局部脓肿,继之因热盛则肉腐为脓。疽乃脉髓枯,连五脏,血气竭。疔是毒邪蓄积脏腑。《灵枢·刺节真邪》说:"虚邪之人于身也深,寒与热相搏,久留而内着,寒胜其热,则骨疼肉枯;热胜其寒,则烂肉腐肌为脓,内伤骨则为骨蚀。"由此可见外科感染多为火毒、湿热所致。它的整个感染过程,如正气胜于毒邪时,则细菌可被控制,感染可不发生或发生症状也很轻,局限清除;若正虚邪盛,则病可急性发作,由局部扩散到全身,而使病情加剧;当正邪处于持久斗争状态时则感染表现为慢性过程。因此在治疗过程中,清除致病因素,也是祛邪而扶正的目的。

一、病因病机

(一)病因

1. 外感六淫邪毒　六淫邪毒(风、寒、暑、湿、燥、火、虫、毒)均可发生痈疽,由于六淫邪毒均可能化热生火,所以一切痈疽多表现为"热毒""火毒"的证候。正如《医宗金鉴·痈疽总论》说:"痈疽原是火毒生。"六淫邪毒,除气候因素外,还包括虫毒(也包括微生物)致病的因素在内(如细菌学常见的致病菌有葡萄球菌、链球菌、大肠杆菌、绿脓杆菌等)。

2. 外来伤害　凡跌扑、损伤、沸水、火焰等均可直接伤害人体而发生瘀血、流注、水火烫伤等外伤疾患,此时可因外伤而再感受毒邪发生手足疔疮等疾病。

3. 情志内伤　其中以忧、思、郁、怒内伤脏腑而引起者较为多见,例如郁怒伤肝,肝气郁结,郁久化火。忧思伤脾,脾失健运,痰湿内生,以致气郁、火郁、痰湿阻于经络,气血凝滞,结聚成块而成。

4. 饮食不洁　恣食膏粱厚味、醇酒或辛辣刺激之品,可使脾胃功能失调,湿热火毒而发生痈疽、有头疽、颜面疔疮等病。故《素问·生气通天论》说:"膏粱之变,足生大疔。"

以上各种发病原因可单独致病,也可以几种原因同时致病,感染的发生、发展和结局,一方面为邪毒的盛衰(即西医认为的致病细菌的种类、数量、毒力和混合感染有关),另一方面取决于人体正气盛衰(即抵抗力),祖国医学故有"邪之所凑,其气必虚"之说,正如喻嘉言所说"疮疡之起,莫不有因外因者,天时不正之时毒也,起居传染之秽毒也,内因者,醇酒厚味之热毒也,郁怒横生之火毒也。"

(二)病机

现代医学认为,在病菌毒素不断损害下,局部炎症变化可有充血(相当于气血瘀滞)、渗血(相当于湿热过盛)、坏死(相当于热盛肉腐)三个互相联系的病理变化过程。祖国医学认为,局部的经络阻塞,气血凝滞,血肉腐败及脏腑功能失调是

疮疡的总病机,此疮疡与经络、气血、脏腑关系密切。分述如下:

1.疮疡与经络　经络分布于人体各部,内源于脏腑,外通于体表的皮、肉、脉、筋、骨等处,具有运行气血,联系人体内外各组织器官的作用,故疮疡的发生、传变都与经络有密切的联系。祖国医学认为,不论何因均可引起局部经络阻塞,气血凝滞,发生疮疡,而这种变化首先是经络阻塞。《外科心法要诀·痈疽总论》中说:"痈疽原是火毒生,经络阻塞气血凝。"可见局部经络阻塞是疮疡病变的主要病机之一。古人在长期的实践中,还认识到"最虚之处,便是容邪之地",这说明了身体经络某一部分有弱点,便可发生局部经络阻塞而发生疮疡。

2.疮疡与气血　祖国医学认为人体气血是相辅而行,循环不息,一旦这种关系被破坏,则运行失常,形成局部的气血凝滞,阻于肌肉或留于筋骨而发生疮疡,如《内经·生气通天论》中说:"营气不从,逆于肉里,乃生痈肿。"可见局部气血凝滞,实为发生疮疡的主要病机之一。这种局部气血凝滞的结果,久则郁而化热,故使血肉腐败而成脓。如《灵枢·痈疽篇》说:"营卫稽留于经脉之中,则血泣而不行,不行则卫气从之而不通,壅遏而不得行,故热。大热不止,热胜则肉腐,肉腐则为脓。"又如《外科全生集·痈疽总论》中说:"脓之来必由气血,气血之化,必有温也。"这说明脓的形成,主要是由于热胜肉腐而汇化的结果,这也是局部气血凝滞的进一步发展变化的病理过程。

3.疮疡与脏腑　由于人体是一个完整的统一有机体,因此疮疡虽然绝大多数发于体表的皮、肉、脉、筋、骨的某一部,但与脏腑有着密切的联系,一般说来脏腑功能失调,可以导致疮疡的发生,如《素问·至真要大论》中说:"诸痛痒疮,皆属于心。"又如《外科正宗》中说:"凡疮疡皆由五脏不和,六腑壅滞,则令经脉不通而生焉。"例如肝气郁结、脾胃湿热等也可发生疮疡,虽发生于外,其根源都与内脏有关,所以脏腑内在的病变,可以从属于体表而发生疮疡,反之,体表的疮疡病变,也可影响脏腑而发生病变,例如有头疽、颜面疔疮等证。可因热毒炽盛或气血不足,致使毒邪走散,内攻脏腑,从而蒙蔽心包,扰乱神明,以致出现神昏谵语(毒气攻心)等许多危重症状而致为"走黄""内陷"等证。

二、辨证

对疮疡的辨证也是通过四诊来决定的,必须辨别疮疡的阴阳属性,肿、痛、脓的性质,以及预后的顺逆。

(一)辨阴阳

《疡医大全》说:"凡诊视痈疽施治,必先审阴阳乃医道之纲领,阴阳无谬治焉有差,医道虽繁,可一言以蔽之曰阴阳而已。"这充分说明了辨疮疡阴阳的重要性,在此我们通过痈和疽的认识来辨别疮疡的阴阳。

区别点	痈	疽
病因	六淫致病为多	情志发病为多
病理	血气之热瘀郁结成毒	血气之寒凝结久成毒
症状	局部红肿高大,灼热胀痛;全身发热恶寒,头痛身痛,壮热呕恶,便干尿赤,脉洪浮,苔白黄腻	局部漫肿平塌,不热少痛;全身潮热盗汗,烦躁,纳呆,肢倦,便溏,舌淡红,苔薄白,脉沉细数
治疗	清热解毒,行气化瘀	温经散寒,补助气血
预后	易肿,易脓,易溃,易敛。预后良好	不易肿,不易成脓,不易溃,不易敛。预后差
属性	阳证	阴证

从原则上将常见的一些症状分为阴阳二类,但由于一个病的症状是复杂的,而病不断发展变化,所以一个病表现出来的症状绝不会单就是肿,单就是痛的,而是许多症状综合在一起,这样就不会纯粹地表现出阳证或阴证,而是阳中有阴,阴中有阳,或介于阴阳之间(称半阴半阳证)。况且病中有误治而阳证变阴的,有初起为阳证,日久正虚而变为阴证的,也有治之得法,阴证转阳证的。因此在辨证时就要抓住症状的主要方面进行分析,区别阴阳,做出正确的诊断。

(二)辨肿、痛、脓

肿、痛、痒、脓是疮疡的主要四大症,引起这些症状的原因不同程度相异,因此根据这些不同的情况可以分辨疮疡的性质,便于诊断和治疗。痒在外科感染中不常见,故不在此讨论。

1. 辨肿　肿是因经络阻塞,气血凝滞而成。《内经》说:"营气不从,逆于肉里,乃生痈肿。"就其病因来辨肿的性质如下:

肿的病因分类表

性质	肿的形态
火肿	肿而色红,皮薄光泽,灼热疼痛
寒肿	肿而木硬,皮色不泽,不红而痛,常伴酸痛
风肿	漫肿宣浮,游走不定,不红微热,轻痛
湿肿	肿而皮肉重垂胀急,深按之则凹陷如烂绵不起,浅则光亮如水,破溃流黄水
痰肿	肿势或软如棉、馒,或硬如结核,不红不热
气肿	肿势皮紧肉软,不红不热,随喜怒消长

续表

性质	肿的形态
郁结肿	肿而坚硬如石,或有棱角,形如岩疾,不红不热
瘀血肿	肿势较轻,色初暗褐,后转青紫,逐渐变黄,消退;若因跌扑,肿势迅速,因于闪挫,肿胀来势缓慢
虚肿	漫肿平塌,根盘散漫
实肿	肿势高起,根盘收束

2. 辨痛　痛是气血壅滞,阻塞不通而成的,如前人说"不通则痛,通则不痛",这扼要指出了痛的成因,现就疼痛讨论如下。

(1)疼痛的病因分类:

疼痛的病因分类表

类别	鉴别特点
寒痛	痛有定处,皮色不变,得温则缓,遇冷则剧,肌肉拘紧,关节屈伸不利,手足冰冷
热痛	灼热胀痛,遇冷则缓,遇热则剧,皮色赤
风痛	痛无定处,忽此忽彼,走注甚速
气痛	游走不定,攻痛刺痛,时感抽掣
瘀血痛	皮色青紫,痛有定处,胀痛热感
郁结痛	痛如刀割或锥刺,痛甚剧
湿痛	湿痛则困,重坠无力
食痛	脘闷嘈杂,嗳腐吞酸
虫痛	痛多阵发,痛时钻心
痰痛	痰阻酸痛,或麻木不仁
虚痛	喜按腹胀,隐痛多为虚
实痛	拒按腹硬,剧痛多为实

(2)疼痛与肿结合起来辨:

①先肿而痛者其病浅在肌肤。

②先痛后肿者其病深在筋骨。

③痛发数处,四肢肿胀并起或先后相继者,是时邪或病后余毒等流注所致。

④痛无定处,忽此忽彼,而无肿形者,由风胜之行痹而引起。

⑤肿势蔓延而痛在一处的,是毒已渐聚,其形虽巨,可以无虑。

⑥肿势散漫而无处不痛的,是毒邪四散,其势弥漫堪虑。

⑦肿块坚硬如石不移,日久逐渐肿胀时觉掣痛,常为岩证顽疾难疗。

⑧肿渐坚巨,已成脓而疼痛的证候多轻,若已成脓而不痛的证候多重。

3.辨脓　脓是因肌肤之肉热胜腐烂酿蒸而成的,也是由气血所化生的,如《内经》说:"热盛则肉腐,肉腐则为脓。"《巢氏病源》说:"风多则痒,热多则痛,气血乘之则多脓血。"

脓是肿疡在不能消散阶段出现的重要症状,疮疡的出脓是正气载毒外出的现象,因此疮疡局部诊断方面,辨脓的有无是个关键,如脓已成还应辨脓的部位深浅,然后才能进行适当处理,同时在脓成已溃之后,必须用望诊来观察脓的性质、色泽,用闻诊来嗅脓水的气味变化。

关于脓之有无,脓之深浅与西医检查方法相同,这里重点讲一下辨脓的性质、色泽和气味。

(1)脓的性质宜稠不宜清,一般稠厚者其人元气较充,浅薄者其人元气多弱,若先出黄色稠厚脓液,次出现黄稠脓水,为收敛佳象。或厚脓转为薄脓,为体质渐衰,一时难敛。若脓成日久不泄,一旦破溃,脓质虽如水直流,但其色不晦,其气不臭,未为败象;如脓稀似粉浆污水或夹有败絮状物质而色晦臭腥者,为气血衰竭,是属败象。

(2)脓的色泽,宜净不宜污,如黄白质稠色泽鲜明者为气血充足,最是佳象。如黄浊质稠为气火有余。如黄白质稀色泽净洁者,气血虽虚,不是败象。如脓色绿黑稀薄者为蓄毒日久,有损伤筋骨之可能。如脓色如姜汁,则多兼患黄疸,病势较重。

(3)脓的气味:宜淹气不宜翁气,一般脓液略带腥味的,其质必稠,大多是顺证现象;脓液腥臭的其质必薄,大多是逆证现象,而且往往是穿膜着骨之证,其如蟹沫者,亦为肉膜已透,每多难治。

三、论治

疮疡的发生发展变化(初起—已成—脓成—溃后)的整个过程与经络、气血、脏腑的关系是极其密切的,因此在辨证施治上,要把握阴阳为纲,既要重视局部的病变,又要重视邪正盛衰的关系,分清阴阳虚实采取不同的治疗原则才能达到治疗的目的,切不可死守一方一剂,贻误治疗。治疗方法分内治和外治两种,此分述如下:

(一)内治法

在疮疡的发展过程中,一般可以分为初起、成脓、溃敛几个阶段,而在治疗方面则有消、透、托、调诸法。

消法:用消散的药物,使初起的肿疡得到消散,是一切肿疡初起的治疗总纲,此法使用于没有成脓的肿疡,但具体应用是灵活的,如有表证者解表,里实者通里,热毒蕴结者清热,寒邪凝结者温通,痰凝者祛痰,湿阻者祛湿,气滞者行气,血瘀者行瘀和营,但脓已成则不可使用内消法,以免毒散不收,气血受损,反使溃后难敛,不易速愈。

透法:用透脓的药物使其早日脓出毒泄,肿消痛减以免脓毒旁窜深溃,此法适用于肿疡中期,毒气盛而正气未衰的患者。

托法:用补益气血的药物扶助正气,托毒外出,以免毒邪内陷。此法适用于疮疡中期,正虚毒盛不能托毒外达,疮形平塌,根脚散漫,难溃难腐之虚证。

调法:用补养的药物恢复其正气,助养其新生,使疮口早日愈合,此法适用于疮疡的后期,毒势已去,精神衰竭,元气虚弱,脓水清稀,疮口难敛者,根据表现不同分别给予调理气血、阴阳及脾胃功能,若毒邪未尽,切勿急用调补之法以免留邪为患。

其具体治疗如下:

1.初期　此期为肿疡初起,其病机为毒邪结聚,在治疗时要分阴阳。

(1)阳证。

①表热证。

主证:恶寒轻,发热重,头痛少汗,口微渴,舌淡苔薄白或薄黄,脉浮数。

治则:疏散风热。

选方:银翘散,牛蒡解肌汤,升麻合剂。

②表寒证。

主证:恶寒重,发热轻,头痛,全身疼痛,无汗,舌淡苔薄白,脉浮紧。

治则:辛温解表。

选方:荆防败毒散或万灵丹。

软组织化脓感染,化脓性淋巴结炎,化脓性扁桃体炎,荨麻疹,湿疹见上证均如法处理。

③里实热。

主证:除疼痛局部症状外,有口干便秘,腹痛拒按,舌苔黄腻,脉象沉数。

治则:通里攻下。

选方:内疏黄连汤,大柴胡汤,凉膈散。

④里虚热。

主证:除局部见证外,口干便秘,腹部痞胀,舌干质红,脉象细数。

治则:通里润肠。

选方:润肠汤。

⑤阳证热结气分。

主治:局部见证(红肿热痛)加发热,汗出,口渴,喜饮,苔腻,脉象数。

治则:苦寒泻火。

选方:黄连解毒汤,五味消毒饮,疔毒复生汤,银花解毒汤。

痈、疖、急性骨髓炎等可有如上表现。

⑥阳证热结血分。

主证:局部症状(红肿热痛)加发热,汗出,口渴不多饮,舌绛,脉细数。

治则:清热凉血。

选方:犀角地黄汤。

(2)阴证。

①阴证寒凝。

主证:形体恶寒,漫肿酸痛,不红不热,苔白,脉迟。

治则:温经通阳,散寒化痰。

选方:阳和汤。

②肝郁气滞。

主证:硬结肿痛不甚,皮肤不红不热,舌边尖红,脉弦。

治则:疏肝解郁。

选方:逍遥散,逍遥二陈汤。

2.中期　此期为肿疡成脓和脓出毒泄阶段。

(1)毒化成脓。

①阳证气血实。

主证:疮形高肿欲化脓或脓成不溃。

选方:透脓散。

②阴证气血虚。

主证:疮形平塌,难溃难腐。

选方:托里消毒散,十奇散。

骨结核,慢性骨髓炎可见此证。

(2)脓出毒泄。

①阳证:肿势渐消,痛甚亦减,全身症状消失,很快向愈,不需治疗。

②阴证或虚证:

主证:疮溃脓少清稀或坚硬不软,舌淡苔白,脉沉迟。

治则:补益气血,托毒外出。

选方:托里消毒饮。

3.后期　此期脓溃,机体开始康复,疮疡生肌敛口。

（1）气血两虚证。

主证：溃后不敛，脓水清稀，神疲，脉虚。

治则：双补气血。

选方：八珍汤。

（2）阴虚证。

主证：骨蒸盗汗，咽喉干燥，脉细数，舌苔光剥。

治则：滋补肾阴。

选方：六味地黄汤，大补阴丸。

（3）阳虚证。

主证：疮色灰暗，新肉难生，自汗肢冷，腰脊冷痛。

治则：温补肾阳。

选方：金匮肾气丸，骨痨丸。

（4）脾胃虚弱。

主证：气虚神疲，纳呆，食少便溏。

治则：调理脾胃。

选方：五味异功散。

（5）湿阻中焦，胃失和降。

主证：阴虚口干，少津，苔光质红，胃纳不佳。

选方：益胃汤。

以上是感染的一般治疗，如果肢体感染形成急性化脓性骨髓炎者，用五神汤加味，久之为慢性骨髓炎者用十奇散。

某些感染由于细菌毒力强或治疗措施不够得力，可致败血症，相当于祖国医学的邪毒内陷、疔毒走黄，证见神昏谵语或昏厥不语，此系危重之性，除中医内服安宫牛黄丸、紫雪丹、至宝丹等清热凉心开窍之剂外，应该中西医结合，采取紧急措施。

（二）外治法

疮疡之证除内治法之外，外治法在治疗中占有重要的地位，它可以配合内治法提高疗效。外治法与内治法一样是在辨证的基础上施治的，外治法大致分为药物治疗、手术治疗和其他疗法。这里我们简单谈一下外用药物疗法对疮疡的应用。

阳证初起：红肿热痛宜清热消肿止痛，选方外敷铁箍散加止痛消炎膏，溃破如脓多加红昇丹，脓少但肉芽组织新鲜加化腐生肌散。

阴证初起：不红不热不痛或微痛，宜温经活血，散寒化痰。选方用回阳玉龙膏。

第二节 疖

疖生于皮肤浅表,是单个毛囊和其所属皮脂腺被细菌侵犯而发的急性化脓性炎症,若发生在面部及肢端则称为疔毒。

一、中医学认识

疖在全身随处可生,其形小其根浅,一个或多个硬结,顶端白头,脓出即愈,轻者无全身症状,重者伴有寒热,发于颈后多半缠绵不愈。疔多在面部(眉心、颧骨、人中、唇部等多以部位命名的疔)或手指,特点为形小,其根深,一个硬结,白色脓疱,形凸如粟,有痒痛感。来势暴,病变快,多伴全身高热、恶寒、烦躁、口渴等症状,可转化为疔疮走黄(败血症)。

二、病因病机

(1)多为湿热。发于上部多为风热,中部多兼气郁火毒,下部多为湿热。

(2)发于面部,形小根深,多为疔毒,疔为火毒,易传心包。

(3)夏秋小儿患者多为暑热之毒。

(4)疖病反复发作为气虚或湿热梗阻等,上述因素都为营卫不和,气血凝滞而发病。

三、症状要点

(1)局部表现为红肿热痛,圆形小结,继而中央变软,化为白色脓头。

(2)轻者无全身症状,重者有发热恶寒等全身不适。

(3)多数疖此起彼伏。反复发作者称为"疖病",生于颈后为"发际疮"。

四、辨证

一般疖肿,身体壮实者,不需特殊处理,多可自愈。若疖肿较重或反复发作者,或生于头面、肢端以及较重要部位者都为疔毒,如不认真处理常可引起严重后果。一般分为初起、已成、溃破、收敛4个不同阶段,根据局部和全身不同表现进行论治。

1.局部症状

(1)疖之初起:患处很快结成硬块,具有不同程度之红肿热痛表现,其范围都不超过1~2寸,根脚浅。

(2)成脓:很快硬块中央变软,肿势高突,跳痛明显。

(3)溃破:局部穿溃,流出黄白色稀脓易愈。若脓水清薄,肉芽灰暗者预后较差。

(4)收敛:脓性分泌物由桃红色转为白稠脓或有少许淡黄水,肉芽新鲜为生肌愈合期。

2. 全身症状　一般轻病只有局部表现,重证多伴有全身症状,如发热、恶寒、口渴、苔白或黄腻,脉数兼滑大等。

五、治法与方药

疖为湿热所化,以"汗之则疮已"的原则。疔为火毒,宜聚不宜散,坚持以清热泻火,凉血解毒为主,忌用辛温发散之类药物,以防伤正,毒邪扩散,出现疔毒走黄之虑。

1. 重证疖

(1)初起:止痛消炎膏加铁箍散等外敷。如全身恶寒重,发热轻,身痛,苔白,脉浮紧。此为表寒证,宜以辛温解毒,如荆防败毒散加减。若发热重,恶寒轻,口渴,苔微黄,脉数,此为里热证,宜以清热解毒,如连翘败毒散。若高热口渴,呕恶,便干溲赤,苔黄腻燥,脉沉实大,此为里实热证,宜通里攻下,以内疏黄连汤加减。

发于上部者,多为风热,以消痈汤加减为主,二花 10g,连翘 10g,花粉 10g,当归 10g,赤芍 10g,乳香 10g,没药 4g,防风 10g,白芷 10g,浙贝 10g,甘草 10g,可加芥穗 6g,牛子 10g,桑叶 10g;发于中部者,多为气郁火毒,以消痈汤加减为主加龙胆草 10g,黄芩 10g,香附 10g,青皮 10g;发于下部者,多为湿热,以消痈汤加减为主加苍术 15g,黄檗 10g,牛膝 15g。

(2)成脓:脓已形成势必穿溃,一般采取局部切开排脓或局部敷贴膏药等,多可缓解症状。

若脓已形成伴有全身发热恶寒,全身不适等,此为酿脓所致,在辨清毒邪在表在里,为寒为热之时,可根据不同的治疗原则方中加入皂刺、山甲以利攻穿,使毒邪不致扩散,如正不胜邪,脓透不泄,宜透脓法,如透脓散,黄芪 15g,当归 10g,川芎 10g,皂刺 10g,山甲 10g。

(3)溃破:伴有全身症状或反复作痛,乃余毒未尽,仍按前法处理。

若体虚毒不外泄,可以托毒法,以防毒邪扩散,多以消托法,加四妙汤,黄芪 15g,当归 10g,银花 15g,甘草 10g 随证加减;脓出肿痛未减者可加香附 10g,赤芍 10g,白芍 10g;口渴加花粉 10g,竹叶 6g;胸膈不利纳呆加栝楼 10g,谷芽 10g,陈皮 10g;溲赤便干加大黄 6g,连翘 10g;偏于阳虚内热者加生首乌 15g,炙黄精 15g,石斛 15g,元参 15g,生地 15g,白茄蒂 15g。

2. 多发性疖肿(发际疮)　好发于壮年,多在摩擦部位如颈后、臀部、背部为多见,形如硬结,顶端白头,少则几个多则十几个不等,常此起彼伏,反复发作。

若风火湿热而致的表里俱病者,宜疏风清热除湿之法,以防风通圣散加减为主;若气虚湿热蕴阻,可以四妙汤加味主之。

3.疔毒(面部疖肿) 此为火毒所致,邪毒易逆传心包,治疗本着"宜聚不宜散"的原则,多以清热泻火、凉血解毒为主,如五味消毒饮,银花30g,地丁30g,野菊花30g,天葵子30g,草河车30g。

如疔毒走黄,治疗原则可见败血症。

六、外治法

1.初起 不论轻证重证,局部均可以以下几种膏药之一种,或药膏外敷,如拔毒膏、独角连膏、白龙膏、止痛消炎膏、铁箍散。

2.已成脓 局部脓肿形成较大者,可手术切开排脓,以凡士林纱布引流。小者可加掺追毒散,以利穿溃。

3.溃破 以祛腐排脓为主,除用上述膏药或药膏外,可加红昇丹。

4.收敛 仍以前法加化腐生肌散促进肉芽新生,以利愈合。

七、简易方

(1)鲜马齿苋捣烂外敷。

(2)马齿苋60g煎水热敷(疔毒慎用)。

(3)半枝莲、蒲公英、草河车,选一味捣烂外敷。

(4)藤黄用醋汁调外涂患处(即藤黄擦剂)。

八、预防与护理

(1)应本着"讲究卫生,减少疾病"的精神,经常保持皮肤清洁,可减少疖的发生。

(2)高热时宜卧床休息,忌辛辣、酒类和油腻,多饮开水或以银花甘草汤频饮。

(3)分泌物多时勿挤压,以防毒散,保持周围清洁,防止湿疹。

(4)外敷药膏,应厚薄适宜,掺药粉末均匀,不宜太厚。

第三节 痈

痈是多头疖肿,细菌侵害多个毛囊和所属皮脂腺而发生的感染,其特征是初起局部基底有一硬结,上布粟米样脓头,伴红肿热痛,易向深部及周围扩散,脓头相继增多,状如蜂窝,好发于项背部,以中年、老年或糖尿病者为多见。

一、中医学认识

本病相当于中医所称"疽"中的有头疽,由于发生部位不同,有脑疽、背疽(对口搭手)之称,一般来说,中年人患此多为实证,老年人患此多为虚证,在八纲辨证上多为阳多阴少之证,易于疔毒内陷(败血症),而中医所称"痈"大体上相当于西医的蜂窝织炎或较大疖肿。

二、病因病机

多由湿热火毒内生,复感风温湿热之毒,或七情内郁,阴虚火炽,以致气血运行失常,毒邪凝聚皮肉之间,经络阻隔而成,如毒不外泄,反陷入里,可导致疔毒内陷之重证(败血症)。

三、症状要点

(1)初起局部有一粟状脓头,继而脓头增多,形如蜂窝,肿胀迅速,其色红紫,最中心坏死或一较大之溃疡。

(2)伴有高热恶寒,剧烈疼痛,恶心等证。

(3)成年人多见,或糖尿病患者易患此病。

四、辨证

1.初起 基底部有一硬结,上布粟米样脓头,麻痒灼热痛,迅速向深部及周围扩散,脓头相继增多,皮色鲜红、暗红,疼痛加剧,全身伴有高热、头痛、食减、脉浮数,苔白或黄腻,此为湿热火毒内发,复感风温之邪,毒聚皮肌之间,以致血瘀气滞,经络阻隔,为里热阳证。

2.已成 脓已形成肿而不溃,肿硬扩展,脓栓难脱,干焦硬痂形似蜂窝,全身伴有高热烦躁,口渴不欲多饮,咽干舌燥,便干溲赤,苔黄腻或布黑苔,干燥,脉沉实大,此为邪正俱实,相互抟斗,必须"疏其内而绝其源",出现火毒炽盛,损耗胃阴,用石斛解决这个矛盾。本着"疏其内而绝其源"的原则,达到祛邪而扶正的目的,在八纲辨证上为里实热阳证。

3.溃后 脓流畅泄,腐肉渐渐脱净,病情停止发展,是邪祛正复而渐愈。若余毒未尽,除可出现上述症状之外,转化为肾虚火炽,出现低热不适,或拖延日久,可伤气耗血而表现正虚邪实之象。

4.收敛 脓腐渐尽,鲜肉增生,食量增加,体质渐复,为向愈。若迟不收敛,疮色灰暗无泽。脓水稀薄,突发寒热,多为毒邪续发,必须认真观察,有无毒窜,或新的脓肿形成,此时处理原则同前,但应照顾正气,着重解决脾胃,使其脾健纳佳,才可能吸收充分营养,达到"正复"的目的。

五、治法与方药

总原则:初起已成时,中年体健者多为实证、阳证,老年体弱者多为虚证。阳证实证者祛邪,虚者扶正为主。

1.初起　湿热火毒内发,复感风温之毒,宜清热解毒,疏风化瘀。

方剂:消痈汤加减、五味消毒饮。

2.火毒炽盛　耗损胃阴宜以"疏其内而绝其源"为原则。

方剂:内疏黄连汤。

3.若肾阴火炽　宜滋阴生津清热。

方剂:竹叶黄芪汤。

4.若正虚邪实　宜托毒之法,以补助气血,佐以消毒。

方剂:托里消毒饮。

5.伴有糖尿病的患者,应中西医结合方法治疗。

六、外治法

1.初起　用少许麝香在伤口上加追毒散,然后以止痛消炎膏加铁箍散敷贴。

2.已成　用上法。

3.溃破　将追毒散改用红昇丹加上止痛消炎膏、铁箍散。

4.收敛　腐肉祛净,肉芽新鲜,以化腐生肌散加止痛消炎膏、铁箍散。

七、简便方

(1)龟板胶四两用醋四两同煎为膏,涂布上趁热敷患处,以脓成为佳,具有消肿止痛作用。

(2)鲜野菊花适量加糖捣烂外敷,每日换一次。

(3)其他见"疖"。

第四节　手部感染

手部感染是劳动人民最常见的疾病,感染后疼痛剧烈,多由轻微外伤引起,充分重视防治工作,正确对待本病,对保护劳动力有着十分重要的意义。

一、中医学认识

属于中医学"疔"的范畴,有蛇眼疔、蛇头疔、蛀节疔、托盘疔等名。

二、病因病机

脏腑火毒内生,外受擦伤、针刺、昆虫咬伤等,感染毒气,阻于皮肉之间,留于经络之中。

三、症状要点

1. 甲沟炎(沿爪疔)

(1)初起在指甲的一侧或甲根部红肿热痛,多局限于指甲周围,很快在皮下出现黄白脓点。

(2)脓液积于甲下,多形成甲下脓肿,溃后常因排脓不畅而转为慢性炎症。

2. 脓性指头炎(蛇头疔)

(1)初起局部灼热,针刺样痛,继之为持续性胀痛,发热、肿胀多发于第一指节。

(2)成脓时跳痛明显,误治或失治都可以引起指骨骨髓炎。

(3)全身伴有发热恶寒、不适等症状。

(4)有的患者,在病灶上部的皮肤常出现红色线条,很快向上部延伸,并发为淋巴管炎(红丝疔)或淋巴结炎(臀核)。

3. 化脓性腱鞘炎(蛇肚疔)

(1)患指除末节外都有胀痛,活动受限,呈半屈曲位。

(2)感染可向手掌扩散,发生尺侧或桡侧滑囊炎症。

(3)全身伴有恶寒发热等症。

4. 掌间隙感染(托盘疔)

(1)手部疼痛,重者上肢疼痛。

(2)手掌凹陷消失,手背肿胀,皮肤灼热,不红。

(3)成脓时按之波动不显。

(4)全身伴有恶寒发热等症。

四、辨证

手部感染,特别是手指末节,一般疼痛较剧,或痒或麻。若4~5天后,溃脓,或呈现一黄白脓点者多为轻证。若不溃无脓,渐渐上延或一指全肿,疼痛难忍,全身伴有恶寒发热者属重证。如出现呕吐纳呆,神昏谵语,此为毒邪内攻,邪入心包,为"走黄"(败血症)危证,必须注意观察,采取积极措施,防止毒邪扩散。

五、治法与方药

手部感染(疔),原因虽多,经络各有所属,但总由脏腑火毒而成,火毒之证,进展迅速,故治疗宜早,治法始终只宜清热、解毒,不宜发散、补托,即使溃后脓液不多,也只宜清热托毒透脓,不宜托补。

治法:清热解毒。

五味消毒饮:银花 30g,公英 30g,地丁 30g,野菊花 30g,天葵子 30g,草河车 30g,石斛 30g。

六、外治法

外治以祛腐拔疗,本着疗以毒聚为顺的原则,这是治疗的特点。

1. 初起　止痛消炎膏加铁箍散。

2. 已成　追毒散加止痛消炎膏加铁箍散,手掌部可切开排脓。

3. 溃后　红昇丹、小昇丹均可以祛腐拔疗。

4. 收敛　化腐生肌散加止痛消炎膏加铁箍散。

七、简便方

(1)紫金锭:用醋研涂患处日 3~4 次,口服日 3 次,各 4 片。

(2)梅花点舌丹:口服,日 2~3 次,口含化,各 1 丸。

(3)滑石粉 210g,煅甘石 10g,朱砂 3g,粟壳粉 6g,冰片 3g。

制法:先研成极细面,呈浅红色粉。

敷法:加适量香油调成糊状,每日涂 3~4 次,可以消炎拔脓。

(4)雄黄、白矾各 3g,蟾酥 0.3g,共研极细末,装入猪苦胆内套于指上。

八、预防与护理

(1)高热应卧床休息,多饮白开水或银花甘草汤频服。

(2)忌酒、辛辣、鱼、羊肉等,宜清淡食物。

(3)切忌挤压,防止毒邪扩散。

(4)内服中药一般不宜用辛温药物,以免毒窜。

(5)早期忌灸法和开刀。

(6)患肢应托起,免下垂,减少疼痛和肿胀。

第五节　丹　毒

丹毒是丹毒链球菌侵入皮内所引起的一种传染性炎症。

一、中医学认识

表皮突然发生,形如涂"丹",中医认为发于头面为"抱头火丹",下肢为"赤游丹""流火"等。

二、病因病机

由于火邪侵扰,血分有热,皮肤或黏膜损伤,毒邪乘隙侵入,郁于肌肤而成。

(1)发于头面兼风热。

(2)发于肋下腰胯者兼肝火。

(3)发于下肢兼湿热。

(4)新生儿多为火热之毒。

三、症状要点

(1)发病突然,皮肤鲜红成片,界限清楚,稍高出皮肤表面,压之红色消失,放手则红色立即恢复,若紫斑压之不褪色,有时含有浆液性水疱,有灼热感,病灶扩展迅速。

(2)发病部位:以下肢小腿多见,头面次之。

(3)初起伴有全身发热、恶寒、头痛、酸楚、胃纳不佳、便秘溲赤,苔白或黄腻,舌质红,脉洪数或滑数等。

(4)发病前皮肤或黏膜多有损伤或脚湿气、溃疡等病史。

(5)在患部附近可触及瘰核(淋巴结肿大)。

(6)发于下肢,易于复发,形成慢性皮下网状淋巴管炎(大脚风)。

四、辨证

初起突然,伴有寒热头痛、身痛、恶心,继而发热,随之皮肤色赤,形如云片,界限清晰,蔓延迅速。若色赤而干,发热作痒,此为血分有热。若壮热烦躁,恶心呕吐,为毒邪内攻。

(1)发于头面,多兼风热。

(2)发于腰胸,多兼肝火。

(3)发于下肢,若皮肤肿胀而亮或有浆液性水疱,多为有热夹湿,多可转为慢性。

(4)发于全身各部都可能转化毒邪内攻,一般的在头面多见。

五、治法与方药

本病应以内外兼治为佳,原则上以清热、解毒、凉血、化瘀为主。

1. 发于头面(抱头火丹)　多为血热兼风,治以清热、解毒、散风。

方药:普济消毒饮加减,马勃6g,僵蚕6g,升麻6g,桔梗10g,薄荷6g,连翘12g,元参15g,板蓝根15g,牛子10g,甘草10g。

加减法:便干加大黄10g;发热加柴胡10g,黄芩10g,银花15g。

2. 发于中部(胸腰部)　多兼肝火,治以清热、解毒,佐以清肝火、利湿热。

方药:柴胡清肝汤加减,柴胡10g,黄芩10g,栀子10g,连翘12g,花粉10g,生地

15g,赤芍 10g,丹皮 10g,车前子 12g(包),甘草 10g。

3.发于下肢,小腿胫部　多为血热兼湿。治以清热、解毒、和营利湿。

方药:萆薢渗湿汤和五神汤加减,萆薢 15g,薏米 15g,木通 10g,泽泻 10g,滑石 15g,赤茯苓 15g,车前子 12g(包),黄檗 10g,丹皮 10g,银花 15g,地丁 15g。

4.新生儿丹毒　多为火毒。治以清热、解毒、凉血方药。

方药:黄连解毒汤加减,黄连 3g,黄檗 10g,黄芩 6g,栀子 10g,银花 10g,连翘 12g,赤芍 10g,丹皮 6g,甘草 3g。

5.毒邪内攻　治以清热、解毒,佐以清心开窍。

方药:犀角地黄汤合黄连解毒汤,生地 15g,赤芍 10g,丹皮 6g,黄连 6g,黄芩 10g,黄檗 10g,栀子 10g,石斛 15g,银花 30g,连翘 12g,甘草 10g,紫雪丹 1.8g(分 2 次冲服)。

6.慢性丹毒(大脚风)

方药:苍术 15g,防己 15g,泽泻 15g,猪苓 15g,木瓜 15g,升麻 10g,地龙 15g,赤芍 15g。

六、外治法

1.外敷法　止痛消炎膏、金黄散、藤黄膏。

2.砭镰法　患部消毒后,可用三棱针轻刺皮肤,放血以泄热毒,适用于下肢,可减少复发次数,头面禁用。

七、简便方

(1)银花 12g,公英 15g,当归 10g,元参 10g,生地 10g,败酱草 10g,栀子 6g,甘草 6g,竹叶 10g,灯芯 20 寸引。热盛加丹皮 10g,木通 10g,黄芩 10g 等。有表证加防风 10g,牛子 10g,芥穗 6g。

(2)鲜马齿苋适量捣烂加白矾少许敷患处。

(3)大黄、黄檗、黄芩各等份研细粉,蛋清调敷患处。

八、预防与护理

(1)有皮肤破损者,应及时处理,避免感染。

(2)卧床休息,多饮开水,床边隔离。

(3)发于下肢者,应抬高患肢 30°~40°。

(4)慢性丹毒可用弹力绷带或尼龙弹力袜。

第六节　败血症

凡致病菌及毒素由局部感染病灶侵入血液循环,而引起严重的全身性感染症状为败血症。

一、中医学认识

本病相当于中医之"疗毒走黄"及"疽毒内陷",特点为发病急、变化多,寒战、高热、烦躁、神昏谵语等或皮肤出现瘀斑症状。

二、病因病机

疗毒走黄乃疗疮毒邪走散,侵入血分,逆传心包所致,多为正盛邪实。疽毒内陷乃疮疡毒不外泄,反陷入里所致,属内陷,因病因不同又分为干陷、虚陷、火陷3种,固有"三陷"之称。

三、症状要点

(1)有局部感染病灶,如皮肤黏膜等损伤。

(2)发病急,突然寒战、高热、烦躁、恶心、呕吐、出汗、纳呆、尿少,或神昏谵语等。

(3)疗毒走黄多见于青壮年体壮者,疽毒内陷多见于幼儿和老年体弱者。

(4)白细胞非常高或反而减少。

(5)血培养多有细菌生长。

四、治法与方药

1.**热毒炽盛型** 多见于疗毒走黄,体质壮,毒邪盛,发病急,变化多,寒战、高热、烦躁、口渴、便干、溲赤、头痛胸闷,苔黄燥质红绛,脉洪数。重者伴神昏、谵语、惊厥、皮下瘀斑等证。局部疮形散漫,色紫暗。

治法:清火、解毒、凉血、化瘀。

方药:黄连解毒汤、五味消毒饮、犀角地黄汤。

三方化裁:黄连6g,银花15~30g,地丁15~30g,连翘12g,野菊花15~30g,草河车15g,半枝莲15g,生地15~30g,丹皮10g,赤芍10g,甘草10g。

随证加减:高热神昏加紫雪丹、安宫牛黄丸、至宝丹;高热加犀角3g,惊厥加天竺黄3g;瘀斑加重丹皮15g,赤芍15g;大便秘结可加大黄10g,玄明粉10g(冲服);大便溏泄加地榆炭15g,黄芩炭10g;呕吐加竹叶10g;口渴加生石膏30~60g;出现黄疸加茵陈15~30g,栀子10g。

2.**热盛伤阴型** 多由前型或素有阴虚之体转化而成。高热、烦躁、口干喜饮、大便秘结、小便短赤,舌绛,苔黄燥,脉洪数细弦。

治法:养阴生津,清热、解毒、凉血化瘀。

方药:同前方加石斛 15g,元参 15g,麦冬 15g。

随证加减:惊厥加羚羊角、钩丁;黄疸加大黄、栀子、茵陈。

3.气血两燔型　高热、自汗、口渴、烦躁、斑疹,舌绛,脉数。

治法:清热、凉血。

方药:清瘟败毒饮加减,生石膏 30g,知母 12g,栀子 10g,黄连 6g,生地 15g,丹皮 10g,赤芍 10g。

4.阴损及阳型　多见于体质衰弱,阳气不足,机体应激性差的患者,或由前两型转化而成,以疔毒内陷为多。

发病缓慢或急剧,精神萎靡,面色苍白,自汗肢冷,体温反低或午后稍高,舌淡,苔白腻,脉沉细无力,或虚火、白细胞稍高或反低。或有转移性脓肿(流注)。

治法:益气扶正,托里解毒。

方药:神功内托散加减,黄芪 10g,党参 10g,当归 10g,白芍 10g,白术 10g,附片 6g,皂刺 10g,山甲 6g,陈皮 10g,青皮 6g,木香 6g,银花 10g,甘草 6g,生姜 3 片,大枣 3 枚。

败血症病变急变化多,在以上几型过程,可发生亡阴亡阳的危证。

(1)亡阴:身热、烦躁、汗出、渴喜冷饮,舌质红而干,脉细数无力。

治法:养阴生津。

方药:生脉散加味,西洋参 6g,麦冬 15g,五味子 15g,升麻 6g。

(2)亡阳:四肢厥逆,皮色苍白,冷汗如珠,舌质淡红,脉微欲绝。

治法:回阳救逆。

方药:四逆汤加味,党参 15g(或人参),附片 10g,干姜 6g,甘草 6g,桂枝 10g。

5.阴阳两伤型　多由以上三型转化而来,处于气血极度衰竭阶段。神志不清,或表情淡漠,面容晦暗,爪甲发绀,多汗,肢冷,脉沉伏,或细若游丝。

治法:回阳救逆,复脉固脱。

方药:参附汤加龙骨、牡蛎。

由于邪有盛衰,机体有虚实之不同,临床表现也有差异。在治疗上邪正俱实者,以祛邪为主,兼以扶正。正虚邪实者,以扶正为主,兼以祛邪的原则。

败血症的发生是感染趋向于加重方向转化,我们要采取有力措施,应用解毒药物,本着邪祛而正复的精神,达到有利于改变疾病的发展趋向,使机体战胜病菌,而转向恢复,因此中西医结合,密切观察,协助治疗较好,必要时可按化脓性感染处理。若有转移性脓肿(流注),可切开排脓,清除病灶。

五、预防及护理

(1)要提倡卫生,如生疮生疖要及时治疗。

（2）面部疖肿（或其他化脓性炎症），不要挤压，防止毒窜。

（3）高热患者，应食用富有营养的流质饮食，如果食欲不振，或不能食，可补液。

（4）体温恢复正常，精神和食欲好转，伤口愈合，这时机体当未复原时，患者仍应继续休养，酌情调理。

虚弱无力，面色苍白为气血双虚，可以用八珍汤。胃纳不佳，心跳失眠，为心脾两虚，予归脾丸。稍活动即有低热者，为中气未复，予补中益气丸（汤）。

第七节　急性蜂窝织炎

皮下筋膜或深部疏松结缔组织的急性化脓性感染，称为急性蜂窝织炎。

一、中医学认识

本病所属于中医痈疽范畴，由于发病部位不同，有多种病名，如蜂窝疽和颈痈、委中毒、皮肤痈等。

二、病因病机

因感受火毒之邪，滞而不散，形成肌肉间广泛红肿疼痛，同时外感风湿、风热，挟痰壅结于少阳、阳明之络，若发生于四肢，多挟有湿热；发于头部及颈部，多挟有风热痰火。

细菌学材料证明多为溶血性链球菌和葡萄球菌，皮肤或软组织损伤的感染，也可继发于局部化脓性感染的扩散或经淋巴、血流的传播而来。

三、症状要点

1.位置表浅者　局部红肿热痛，以中央部最明显，界限不清楚，常伴有畏寒、发热，舌苔白厚或黄，脉数等。

2.位置深在者　局部症状不明显，但全身症状较剧烈，可出现高热，畏寒，食欲不振，口干，舌质红，苔黄，脉数等。

3.本病发生于颈部者　常易发生喉头水肿，严重时可引起窒息，需紧急切开引流或气管切开。

四、辨证

本病蔓延快，范围大，全身症状明显，常伴有恶寒、发热、疲乏等证，多为心火毒盛，气血壅滞所致，在八纲辨证上多为里实热阳证。若误治或失治，也可转化为阴证。

五、治法与方药

内外治法可参照"疖"。

（1）若发生于上部,多为风温化热,以散风清热,化痰消肿为主。如牛蒡解肌汤,热盛者可加清热药,便秘者可加栝楼仁、枳实等。

（2）发于中部为火毒,以五味消毒饮加龙胆草、黄芩、柴胡等。

（3）发于下部:多为湿热或湿火,可用五味消毒饮加苍术、黄檗、牛膝、萆薢。

简便方:当归 30g,公英 30g,银花 30g,甘草 15g,水煎服。

第二章　皮肤病

第一节　皮肤病概述

皮肤病是指发生在肌肤浅表部位的一类疾病,临床上虽然种类繁多,而症状颇有其共同之点,如症状上的痒、痛、灼热,客观上的皮肤皮疹是本类疾病的共同特点,祖国医学认为"邪之所凑,其气必虚";"邪客于皮,则腠理开,开则邪入,客于络脉,络脉满,则注入经脉,经脉满则舍于脏腑也";"有诸内,必行诸于外",都说明皮肤病虽然发于体表外层,却与经络、五脏六腑密切关联。人体疾病的发生、发展、转归,是人体内部正邪消长的必然结果。

一、病因病机

皮肤病之致病因素比较复杂,素体虚弱、七情(喜、怒、忧、思、悲、恐、惊)、六淫(风、寒、暑、湿、燥、火)、虫毒、饮食不节、房事劳倦、环境接触、职业因素均可致病,与脏腑、经络、气血更有密切联系。正如《内经》所言:"肺之合皮也,其荣毛也","脾之合肉也,其容唇也","诸痛痒疮,皆属于心"。本病之发生多由于内脏蕴热于内(脾胃湿热、肝胆郁热或心火炽盛),外感风、热、湿毒搏结而成。

1.风　皮损呈干性,游走不定,泛发全身,痒甚而不溃破流水,因风性善行数变,袭入肌肤,走窜四注,风胜则燥,故不流水。但风有内风(血虚生风)、外风(风寒、风热、风湿)之异,因风性向上,故风邪致病,常侵犯人体上部。

2.寒　寒盛则裂,如皲裂,寒主收引,皮肤变硬、苍白、麻木。

3.湿　湿邪多黏腻,留着难去,郁结不散,凝集则成随处成型的多形性,散则为弥漫的重浊水气。病常发于下部,迁延日久,缠绵难愈,皮损呈糜烂、湿润或起水疱,痒剧而流水,易于浸淫。

4.热　热微则痒,痒甚则痛,热甚则糜烂,火性炎上,最易伤津、动血、灼阴耗气,皮损呈潮红、丘疹。有热在气分与血分之不同。内(热)火多由五志(喜、怒、思、悲、恐)而转化,外火(热)多由六淫(风、寒、暑、湿、燥、火)转化。

5.虫　湿热熏蒸而生虫,皮损有丘疹、抓伤或糜烂、剧痒,有的皮肤粗糙,搔之脱皮,或全身出现风团、丘疹等。

6.燥　燥胜则干,血虚化燥。六淫之燥为外因。精血内夺,尅伐太过,而生内因之燥。皮损粗糙、肥厚、干燥、脱屑、皲裂、抓破后流血水、毛发干枯易折,因燥而致,多由血虚化燥,津液不足。

7.瘀　血热、血寒、外伤均可导致瘀滞,皮损由红转暗红或紫红,呈现紫斑结节,多为血瘀。

8.虚　皮损无明显变化,但痒不甚。因虚而致,除气血阴阳之外,一般指脾虚(湿热)、血虚(化燥)。

皮肤病损在上部多为风寒、风热所致;在中部者皆属于气郁、火郁、气火皆发于中,而及四末;在下者多属湿热、寒湿所致。

皮肤病病因复杂,往往可以风湿热等多邪致病,累及多个脏腑,应在临证时详细观察,至为重要。

二、辨证

皮肤病的辨证除四诊、八纲、辨舌辨脉外,结合皮肤病的特点对皮损形态、分布等进行认真的辨证分析,对于诊断和治疗是极为重要的。

(一)辨皮肤损害

1.原发性皮肤损害　对初发疹有诊断价值,比继发性皮肤损害更为重要。

(1)斑:与皮肤相平,或点状、片状。有明显的颜色变化,其色有红、白、紫等,白色为气滞、红色为血热、紫色为血瘀,汗渍而成的为汗斑。

(2)疹:高出皮肤,如丘形小粒的疹子,泛发多为风热所致,红色多为血热所致。

(2)结节:高出皮面,形如硬结,大小不一。多由湿热蕴结,脉络瘀血,气血凝滞而成。

(3)水疱:呈白色或红色水样或血样液体,易形成糜烂,干燥后结成薄痂,大者为热毒,小者为湿热。

(4)脓疱:疱内含有脓液,呈浑浊或黄色,周围有红晕,上有脓液或脓痂,多由热毒炽盛所致。

(5)风团:为皮肤上局限性水肿,时起时伏,起时可泛发全身,伏时不留痕迹,白色为风寒所致,红色为风热所致。

(6)赘疣:状如麻豆发亮光泽,白色者多为湿重于热,红色者多为热重于湿。

2.继发性皮肤损害　由原发皮肤损害演变而来,有一定的参考价值。

(1)皮屑与脱皮:大小不等之片状鳞屑,如糠秕状。有干燥或油腻两种,干者为血虚风燥,湿者为湿热蕴结,急性者余毒未清,慢性者血虚风燥。

(2)痂:水疱或脓疱干燥后结成痂,血性痂者为血热,脓性痂者为热毒,滋痂为湿热未清。

(3)糜烂:由于水疱或脓疱破损,暴露出潮湿面者,愈后无瘢痕,为湿热所致。

（4）溃疡：因皮病或损伤而致伤真皮，故愈后有瘢痕，多为血瘀、湿热、气血虚所致。

（5）抓痕：为搔抓引起线状损害，抓痕浅，愈后不留瘢痕；抓痕深，愈后有瘢痕形成。此外，为风盛、风热所致。

（6）皲裂：多发于手足，皮肤表面裂口，是由于燥胜则干，寒胜则裂。

（7）苔藓样变：皮损微发亮高起扁平丘疹，皮厚而硬，皮脊沟明显，多为血虚风燥而成。

（8）皮肤萎缩：皮肤变薄，有时毳毛脱落，多为气血不和所致。

（9）色素沉着：皮损消失后，在其原发处遗留皮色加深。多为气血瘀滞所致。

（10）皮肤变硬：皮肤变硬，坚硬如石，"以物击之似钟磬"（宋碑刻《传信适用方》）。常伴有皮肤色素改变，为寒凝腠理，脏腑失调所致。

（二）辨瘙痒

痒是许多皮肤病的共有症状，"诸痒为虚"，痒为热轻，痒为风邪郁于肌肤所致。于感染性疾患毒盛或皮肤疮疡损害收敛时也可以出现。

（1）风痒：善行数变，痒甚而不流水，如风疹块、干癣等。

（2）湿痒：湿邪留恋肌腠，痒剧而流水、糜烂，易于浸淫，如黄水疮。

（3）热痒：热盛皮肤出现潮红、丘疹，焮热作痒，如结节性红斑。

（4）虫痒：状如虫行皮中，其痒尤甚，浸淫蔓延或干燥，不流水，有鳞屑，粗糙剧痒，如疥、慢性湿疹、银屑病。

（5）燥痒：皮肤粗糙、肥厚、皮肤干、脱屑、皲裂，抓破后流血水，毛发干枯脱落，瘙痒无度，如全身性皮肤瘙痒病。

（6）瘀痒：皮损由红转暗，其痒如刺，或灼痛、刺痒，如瘢痕疙瘩。

（7）虚痒：多指脾虚血虚，全身无皮损，但痒不甚，如皮肤瘙痒症。

（8）毒痒：毒邪走窜作痒，其痒甚剧，如脱疽坏死期预兆，或麻痒相兼，多为脑疽、背疽初期。

（9）敛痒：溃疡收敛阶段，由于气血流畅，滋养肌肉，有微痒现象。

根据主观上的痒、痛、热和客观上的皮疹，综合判断才能正确辨证。

（三）辨皮肤损害之干与湿

风盛血虚者常为干性，病邪都在上；湿热虫毒常为湿性，病邪多在下。

（1）干性：皮肤干燥脱屑有鳞屑、糠秕屑，大片脱皮如猩红热、神经性皮炎、伤寒等。急性病者多为余热未尽；慢性病者多为血虚化燥。抓痕者，如瘙痒症，多为风盛或内热；皲裂者多为血虚风燥或寒盛；皮肤色素沉着者，常为瘀血兼热；皮肤增厚变硬者多为寒凝腠理，脉络痹阻，营卫不和，腠理失养，如硬皮病等。

（2）湿性：皮肤滋水，黄水淋漓，四处走窜，如急性皮炎、黄水疮、湿疹等。多属

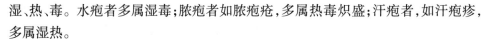

湿、热、毒。水疱者多属湿毒；脓疱者如脓疱疮，多属热毒炽盛；汗疱者，如汗疱疹，多属湿热。

（四）辨皮肤病损部位

皮肤病损在人体上部者，多属风寒，风热；在中部多属气郁火郁；在下者多属湿热或寒湿所致。以辨证求因指导理法方药，临床施治。

三、论治

中医治疗八法包括：汗、吐、下、和、温、清、补、消。其变化无穷，丰富多彩，对皮肤病的治疗又有其独特之点。

（一）整体观念

皮肤病之治疗必须树立整体观念，既看到皮肤损害，又要联系脏腑、经络、气血，既着眼于局部又要从整体出发，掌握人体内部邪正盛衰的变化，辨证而施治才能充分发挥其治疗作用。经验告诉我们，应当遵循"治风先治血""利湿先扶脾"的原则，如在治疗硬皮病的过程中，对于正气虚衰、气血双虚的患者，必须扶正固本，以图开启生化之源，脾为后天之本先扶脾，肾为先天之本，辅以温补，以助元阳，是很重要的治疗原则之一。因此，必须用整体观念的原则指导辨证施治的全过程。

（二）内治法

辨证论治是中医临床工作的基本法则。辨证的目的是为了施治，施治的原则依据有赖于辨证，辨证而论治。死搬硬套必然脱离实际，贻误治疗。

1. 根据皮肤病的病因特点论治　皮肤病最常见的内在外在因素不外于风、寒、湿、热、虫、燥、瘀、虚，因此在治则上常以祛风、利湿、清热、养血为主，在临床上慢性皮肤病又多数为血虚化燥，故养血润燥，辅以疏风之剂常为其治则。

（1）风：内风宜息，常用虫类药乌梢蛇、全虫等息风之剂；外风宜宣散，常以解表药如浮萍、白蒺藜、荆芥、防风、羌活、独活等解表疏风之剂。

（2）寒：宜以温经散寒、回阳救逆之剂。

（3）湿：外湿多兼热，宜清热利湿如茯苓、泽泻、苍术、黄檗之类。内湿多为脾阳不振，扶脾阳宜白术、附片、干姜、党参类药物。

（4）热：若在气分宜清热解毒，宜以银花、连翘、黄芩、黄檗等类药，而热在血分宜以生地、丹皮、赤芍等清热凉血药。至于转化之热或火，辨证后给予适当之清热解毒药物为宜。

（5）虫：宜驱虫类药如槟榔、使君子等，若因血虚而转化者宜养血疏风之剂，如当归、熟地、黄精、首乌等。

（6）瘀：宜以桃仁、红花、赤芍等化瘀治疗。

（7）虚：血虚而化燥，脾虚而湿热，虚宜补助气血、调理阴阳。

2. 根据皮肤病辨证干性或湿性论治 干性者多为风盛化燥,治疗上以疏风清热养血为主,常用五味黄精饮加味治疗。而湿性者,多为湿毒或湿热所化,宜利湿、清热、解毒,常以土茯苓合剂加味治疗。

3. 根据皮肤病病变部位论治 皮肤病损部位在上者多属风热,宜疏风清热,方取桑菊消风散;病损部位在中者,多属气郁火郁,"气火俱发于中",宜清火疏肝解郁,方取丹栀逍遥散、龙胆泻肝汤等;病损在下者多属湿热,常用萆薢渗湿汤。

以上"治则"在临证时结合具体病人辨证分析,灵活运用,切不可偏执一方一法,生搬硬套而为之。

(三)外治法

皮肤病外治法在治疗工作中,一直占有十分重要的地位。常用剂型及使用方法略述之。

(1)洗剂:如苦参汤、苦参三黄洗剂等。

功用:止痒,消炎,退肿。

(2)粉剂:如脚气粉、解毒丹等。

功用:吸附,收敛,止痒。

(3)酊剂:如百部酊、补骨脂酊、地肤子酊等。

功用:杀虫,止痒。

(4)油膏:如皮炎膏(吴萸硫黄凡士林膏)、黄水疮药膏、藤黄膏、金蝉膏等。

功用:去痂,润肌肤,止痒,消炎。

第二节 硬皮病

本病是一种原因不明,临床表现以皮肤局限性或弥漫性硬化为特点的疾病,常累及食道、胃肠、肝、肾、心血管等内脏系统。本病可发生在任何年龄,但以20~40岁者最为多见,中年妇女的发病率为男性的2~3倍。

一、中医学认识

近代中医称本病为"皮痹症"或"皮痹证"。

二、病因病机

根据临床征象表现属肾阳不足、卫外不固、寒凝腠理,阻于皮肤肌肉之间,经络阻隔、痹塞不通,导致营卫不和而成。

三、症状要点

分为局限型和弥漫型:

1. 局限型 皮肤有局限性硬化,呈点状或片状、带状等。皮肤紧张呈蜡样光亮,边界清楚,触之坚硬,皮肤弹性消失,萎缩呈褐色。

2. 弥漫型 病损常起于肢端和颜面,初呈水肿,继之皮肤及皮下组织萎缩变硬,呈深褐色夹杂色素脱失斑点,而弹性消失紧绷于骨骼表面,确有"坚如石,以物击之似钟磬,日渐瘦恶⋯⋯"之感。患者常常低热乏力,日渐消瘦,全身关节酸痛,自觉全身发紧。晚期病例皮肤硬化,常使手指呈屈曲状挛缩及大关节活动受限,亦可出现指端坏死及内脏损害征象。

四、辨证

本病不论局限型还是弥漫型,其共同特点是皮肤硬化或实质性水肿。其病机为寒凝腠理,继之皮肤光滑呈蜡样,痒,此为痹阻不通,导致营卫不和。色素沉着为瘀滞于皮腠之间,牙龈萎缩,易于出血,此为寒郁化热,其热为虚。四肢指(趾)端麻凉加重,麻凉皮色过冷则青,乃经络阻隔,气血难达之故。

五、治法与方药

硬皮病患者,有时伴有全身低热、骨酸痛、消瘦等症状。一般食便正常,面容呆滞,妇女经期不定,总之病程长,病愈缓,其病本虚标实,宜扶正祛邪,邪祛正复为原则。治以温经解肌,通络化瘀,和血解毒,佐以益气养血。

(1)肿及初症发硬者,宜温经为主,佐以益气养血。

方药:阳和汤加味,熟地 30g,鹿角霜 15g,炒白芥子 12g,炙麻黄 10g,炮姜炭 10g,肉桂 10g,附片 10g,炙甘草 10g,仙灵脾 10g,黄芩 10g,黄精 10g,当归 10g,鸡血藤 10g。若有热象,可加银花、元参等。

(2)明显发硬和萎缩,宜解肌为主,佐以通络活血,益气养血。

方药:荆防败毒散加味,加银花 12g,公英 15g,地丁 15g,连翘 12g,赤芍 12g,生地 15g,乌梢蛇 10g,地龙 10g,黄芪 15g,党参 15g 等。

六、外治法

(1)黄药子 60~120g,煎汤熏洗患部,每天 1~2 次。

(2)膏药:以适量膏药趁热熨患处。

(3)推拿、按摩等均有一定辅助效果。

第三节 湿 疹

本病在皮肤病中最为多见,常反复发作,经久不愈,分急性和慢性 2 种。

一、中医学认识

因其部位不同,中医有"旋耳疮""肾囊风""湿毒疮""湿癣"等名称。

二、病因病机

其病因不外风、湿、热,湿热内蕴,外感风邪,浸淫肌肤,宣泄失职而成。病久不愈,耗损营血,引起血虚风燥。

三、治法与方药

(一)急性湿疹

皮疹多形性,可有红斑、丘疹、小疱、脓疱、糜烂、渗液、结痂、脱屑等不同皮肤损害,多以其中几种损害为主。发病部位多对称,无明显界限,弥漫或散在。局部瘙痒或有烧灼感。病程反复,一般愈后不留瘢痕。

1.湿热型　皮肤起红色丘疹、水疱,瘙痒颇甚,黄水淋漓,或糜烂潮湿,便干溲黄,苔黄腻,脉滑数。

治法:利湿、清热。

方药:萆薢渗湿汤,生苡仁 30g,木通 10g,丹皮 10g,滑石 15g,赤苓 15g,萆薢 15g。

2.脾湿型　皮肤暗红或微红,瘙痒流水或兼有便溏,面黄,纳呆,口淡,苔白腻,舌质淡,脉弦或缓。

治法:健脾除湿。

方药:胃苓汤,苍术 15g,厚朴 10g,陈皮 10g,炙甘草 6g,白术 10g,桂枝 6g,云苓 10g,猪苓 10g,泽泻 10g。

3.风湿热型　周身散布红色丘疹,瘙痒,日轻夜重,抓破流血或皮肤干燥脱屑等。

治法:祛风、除湿、清热。

方药:白鲜皮合剂,白鲜皮 15g,当归 10g,川芎 10g,牛子 10g,白蒺藜 10g,浮萍 10g,二花 15g,连翘 12g,蒲公英 15g,荆芥 10g,甘草 10g,防风 10g,羌活 10g,独活 10g,苦参 12g,蝉衣 10g。

4.胎热型　婴儿前额、颧部皮肤发红、丘疹,痒,糜烂流水或结痂。重者蔓延全身。

治法:清热、除湿、祛风。

方药:消风导赤散,白鲜皮 10g,生地 10g,赤苓 10g,木通 3g,竹叶 1.5g,薄荷 1.5g,牛子 3g,甘草 3g。

加减法:流水多者为湿偏盛,加苍术 15g,苦参 10g;脱屑者为风偏盛,加防风 3g,荆芥 3g;舌质红者为热偏盛,加二花 10g。

(二)慢性湿疹

皮疹浸润增厚呈苔藓化改变。多伴有色素沉着或减退,一般为耗损营血,引起血虚风燥。多发于手指、肘窝、腘窝、臀部、小腿、阴囊等部位。

(1)血虚者:当归饮子,黄芪 15g,白蒺藜 10g,制首乌 15g,当归 10g,生地 15g,川芎 10g,白芍 10g,荆芥 10g,防风 10g,甘草 10g。

(2)血燥者:地黄饮子,生熟地各 15g,元参 15g,制首乌 15g,丹皮 10g,当归 10g,红花 10g,白蒺藜 10g,僵蚕 10g,甘草 10g。

四、外治法

(一)急性湿疹

(1)以红斑丘疹为主者,用三黄洗剂:大黄、黄芩、黄檗、苦参各等份为粗末,每 15g 用开水 100mL 浸渍,用时摇匀涂患处。

(2)以水疱、糜烂为主者,用青黛、黄檗、煅石膏共研细粉,香油调敷。婴儿湿疹、丘疹、脱屑者,以蛋黄油(鸡蛋煮熟,去白,将蛋黄加香油熬枯,去渣)加冰片少许外敷。

(3)以水疱、糜烂为主者,用青蛤散,青黛 10g,煅海蛤 30g,煅石膏 30g,轻粉 10g,黄檗 15g,研细粉,流水多者,以粉撒布或香油调敷。

(二)慢性湿疹

(1)吴萸膏:吴萸粉和凡士林,配成 30%的软膏。

(2)金蝉膏:局部外敷。

(3)外洗:苦参汤,苦参 30g,蛇床子 30g,地肤子 30g,艾叶 30g,花椒 15g,煎水外洗。

五、简易方

(1)三黄一椒煎:大黄、雄黄、硫黄各 10g,胡椒 12g,共研细粉用凡士林 90g 调敷。适用于慢性湿疹、神经性皮炎、白癜风。

(2)雄黄、松香各等份:将松香装入大葱叶内,用火点着,松香油滴至碗内,冷却后用雄黄研细粉,香油调外敷。

(3)耳背后放血疗法:在耳背后三条小静脉处进行皮肤消毒,每次选一条小静脉,用三棱针挑破,滴 5~10 滴血,术后用小棉球、胶布加压固定 1~2 天,如需再放血,可隔 3~4 天刺对侧。

(4)梅花针点刺患处,以愈为度。取穴:曲池、血海、阳陵泉。中等手法,每日

1次。

六、预防与护理

(1)患处不用热水或肥皂水烫洗。
(2)病人或乳母不宜食鱼腥、辛辣。
(3)患儿不宜接种疫苗。

第四节　神经性皮炎

一、中医学认识

祖国医学称为"顽癣",因病久难愈,状如牛皮,厚而上坚,且好发于颈部、衣领,拂着则剧,故又名"摄领疮"。

二、病因病机

多由于外感风、湿、热、虫以及风毒侵于脾肺二经凝聚皮肤,郁而化热,耗伤阴血而成,或由情志郁闷,肝血失荣,皮肤失痒所致。

三、症状要点

以皮肤粗厚、瘙痒、脱屑、干裂,好发于颈项两侧,其次是肘、腘窝、眼睑、骶部等为其特点。局部皮色深红,扁平丘疹,日久丘疹融合成片,皮肤粗糙而干,稍有脱屑,剧痒难忍,入夜更甚。

四、治法与方药

1. 如风热郁于肌肤者
治法:疏风、清热。
方药:白鲜皮合剂。
2. 如日久皮损肥厚,为血燥生风
治法:养血祛风。
方药:白蒺藜 10g,乌梢蛇 10g,当归 10g,丹参 15g,防风 10g,僵蚕 6g,丹皮 10g,元参 10g,白芍 12g,蝉衣 10g。

五、外治法

大枫子仁 30g,砒霜 30g,猪板油 30g,共捣泥,用纱布包约鸡蛋大,外擦。

六、简易方

（1）羊蹄根 24g，枯矾 6g，白矾 6g，共为细粉，醋调外用。

（2）梅花针，于病损部移动刺后加艾熏。

第五节　接触性皮炎

本病是因接触刺激性物质，引起皮肤急性炎症，临床表现如红斑、丘疹、肿胀、水疱、糜烂、结痂，甚至发生坏死。

一、中医学认识

祖国医学称"漆疮""沥青疮"等。

二、病因病机

素体不足，皮毛腠理不固，感受辛热之毒所致。

三、治法与方药

可有某种刺激物接触史，突然发生潮红、肿胀、焮热作痒，细小丘疹，或伴有水疱，搔破糜烂。并可有轻重不同的全身症状，如形寒发热、纳呆、头痛、便秘，苔黄腻，脉弦数。

方药：同药物性皮炎和湿疹。可用验方：公英 15g，连翘 12g，黄芩 10g，茯苓皮 15g，车前草 15g，冬瓜皮 15g，生薏米 15g，甘草 10g。

第六节　药物性皮炎

某些药物经内服或外敷进入体内引起过敏性皮炎，其皮肤表现有各种损害，又称"药疹"。

一、中医学认识

祖国医学认为中"药毒"所致。

二、病因病机

素体耐受性弱，外邪干扰，导致脏腑不和，营卫失调，肌肤不固所致。

三、治法与方药

（1）如服用解热镇痛药、磺胺类药、巴比妥类药引起，多发生于口、鼻、阴部，不对称,皮损多为圆形红斑,上布有水疱、丘疹,发痒,此为湿热内郁肌肤。

治法:清热利湿。

方药:土茯苓合剂。

(2)如砷剂、山道年、鲁米娜、链霉素等引起,多皮损鲜红或紫红、红肿,散发全身,表皮剥脱,全身伴有高热,舌赤,脉弱。如抢救不当,可危及生命。此为血分有热,郁于肌肤,不得宣泄。

治法:清热、凉血。

方药:犀角地黄汤加减,生地 15~30g,赤芍 15g,丹皮 10g,紫草 6~10g,二花 15~30g,连翘 12g,荆芥 10g,木通 10g,甘草 10g。

(3)如伴有壮热、烦躁、口渴咽干,皮损色紫、糜烂,浮肿焮热,苔黄,舌绛,脉洪数,为热毒炽盛。如热盛伤阴,可参考败血症治疗。

治法:清热、解毒、凉血。

方药:生石膏 30g,大青叶 24g,赤芍 15g,生地 15~30g,丹皮 10g,紫草 6g,二花 15~30g,连翘 12g,黄连 3~6g,板蓝根 15g。

(4)一般流水多者,可用五皮饮加味:桑白皮 15g,茯苓皮 15g,大腹皮 15g,地骨皮 15g,冬瓜皮 15g,陈皮 15g,生姜皮 10g。或路路通 15g,木通 15g,连翘 12g,冬瓜皮 15g,竹叶 10g,生石膏 30~60g,甘草 10~15g。神昏谵语者可用安宫牛黄丸或清瘟败毒饮。

四、外治法

同湿疹。

五、预防与护理

(1)医务人员用药应掌握指征,不可滥用。

(2)同一时期用药种类不宜过多,发现有过敏反应时,应立即停药观察,找出致敏源。

(3)如已确知为某药,可告知患者本人或详载病例,以防继用此类药。

第七节　手足癣

一、中医学认识

手癣,祖国医学称为"鹅掌风";足癣,称为"脚气疮"或"脚湿疮";久则爪甲灰黑、增厚称为灰指甲。

二、病因病机

手癣多因风、湿毒邪外袭,气血凝滞,皮肤失养而成。足癣多因湿热下注或风湿浸渍,湿毒郁于肌肤所致。若复染毒邪,化热可引起"红丝疔"或"丹毒"。湿毒结聚爪甲,气血失荣而致指甲变灰。

三、治法与方药

1. 湿热型 手足易瘙痒、水疱、湿烂。手癣常发生于一侧,亦有双侧者。足癣往往有继发感染。

一般外治为主,清热、解毒、化湿、止痒。

方药:脚气粉。

2. 若继发感染 为湿热下注。

治法:萆薢渗湿汤加味,生薏米 15g,木通 12g,黄檗 10g,丹皮 10g,泽泻 10g,滑石 15g,赤苓 15g,二花 15g,连翘 10g,萆薢 15g。

外用:解毒丹。

3. 干燥型 手足皮肤干燥有裂纹,或起少量鳞屑,屑除去后,遗留下红润皮肤。或脱屑粗糙如鹅掌,此为久病湿邪化燥,气血失去滋养。

治法:养血、润燥。

方药:生熟地各 15g,当归 15g,白芍 10g,黄芩 10g,防风 10g,秦艽 10g。

外用:大黄 30g,牡蛎 30g,蛇床子 30g,地肤子 30g,煎水外洗。

四、简易方

(1)荆芥 15g,大枫子仁 15g,地骨皮 15g,土槿皮 15g,防风 15g,五加皮 15g,白矾 6g,用醋 0.5~1kg 煎煮后,微温,浸泡手足,每日 2 次。

(2)川乌、猪牙皂、白鲜皮、土槿皮、豨莶草各 10g,煎洗或用醋浸泡后外用。

(3)浮萍 30g,煎洗。

(4)玫瑰花 30g,煎洗。

(5)白凤仙花捣烂,加白矾少许,包指甲(适用于灰指甲)。

第八节　银屑病

一、中医学认识

中医有称"白疕""白疕风""松皮癣"等名,是一种容易复发的慢性病。

二、病因病机

风邪外侵,血热化燥,营卫失调,肌肤失养所致。

三、治法与方药

初期皮肤上有大小不等之红色斑、丘疹,上覆多层白色鳞屑,皮屑刮除,露出红色光亮皮肤及薄膜有出血现象。自觉瘙痒,发病以头皮、四肢伸侧为主,可泛发全身(个别患者并发关节痛随着局部症状的加重而加重),一般夏季轻,冬季重。

治法:疏风、凉血、润燥。

方药:丹参30g,防风15g,苍术15g,黄檗15g,鸡血藤30g,赤芍15g,当归15g,生地15g,白蒺藜10g,苦参12g,黄芩10~15g,桃仁10g。

如皮疹色红,屑厚,舌苔黄,便干,瘙痒甚,可加火麻仁15g,郁李仁15g,明天麻15g。若皮疹色白清薄,苔白腻,痒不甚,遇冬季较重者,可加麻黄10g,桂枝10g,白芷10g。

四、外治法

(1)割耳疗法,用火石1块,以锋利者为好,酒精消毒,在耳前耳轮角处刮一道,微出血为度,外用割耳散涂布,棉球加压,每隔1天可作1次。此法对暴发型和儿童为好,对反复发作者较差。

(2)耳后放血疗法:(见湿疹)。

(3)针刺:曲池、血海、足三里、内关、神门、三阴交中等刺激。

五、简易方

山甲珠18g,蜈蚣3条或全蝎6g研细粉,分6包,每包装入鸡蛋1个,面裹烤熟食之,每次1个,每日3次,连服1周为1个疗程。

第九节　脂溢性皮炎

一、中医学认识

祖国医学称为"白屑风",因有白屑脱落而得名。

二、症状要点

本病多发于头部,可蔓延面部、颈及躯干等处。皮损初为丘疹,继之附白屑,剧痒,有的头皮干燥,粉状白屑或油腻性鳞屑堆积,脱发较甚。

三、治法与方药

（1）皮损干燥者,为血燥。

治法:润燥祛风。

方药:何首乌15g,当归15g,花粉10g,胡麻仁15g,桑叶10g,菊花10g,黄精15g,元参10g。

（2）如油腻性鳞屑堆积较多者,为湿热侵犯肌肤。

治法:清热、利湿、祛风。

方药:苦参12g,大黄6g,栀子10g,黄芩10g,菊花10g,独活10g,防风10g,甘草10g。

四、外治法

（1）干燥者:用大黄、硫黄各等份,研细,少许洗头。

（2）油腻多者:用苦参60g,白鲜皮15g,野菊花15g,洗头。

第十节　酒齄鼻

酒齄鼻生于鼻准及鼻部两旁。

一、病因病机

多因过食辛辣或饮酒过度,肺胃积热、熏蒸于上、复感风寒、气血凝滞所致。

二、治法与方药

初期鼻准两侧潮红,表面油腻光亮,为"热气上蒸",继之鼻头红斑,上布血丝,红丝缠绵,轻度瘙痒,色由红变紫,为"气血瘀滞",后期鼻尖皮肤增厚肥大,鼻准变形,此为"血瘀凝结"。

治法:活血清热,祛瘀。

（1）热气上蒸者:清胃散,当归10g,生地15g,丹皮10g,黄连6g,升麻6g。

（2）气血瘀滞者:凉血四物汤,生地15g,当归10g,川芎10g,赤芍10g,黄芩10g,赤苓10g,陈皮10g,红花10g,地骨皮15g,甘草10g。

（3）血瘀凝结者:可用前方加大黄6g,苦参15g。

三、外治法

（1）酒齄鼻膏:处方为大枫子仁、桃仁各15g,水银3g,青黛6g。

（2）颠倒散:大黄、硫黄各等份为末,调敷患处。

第十一节　带状疱疹

一、中医学认识

祖国医学称"缠腰火丹""串腰龙""蛇丹"等。

二、病因病机

肝火妄动,湿热内蕴,发于腰部皮肤较多。

三、治法与方药

(1)皮损为水疱,聚集一处或数处,排列成带状,灼痛较甚,脉弦数,苔白腻或黄腻,此为湿热内蕴。

治法:清热、利湿。

方药:茵陈蒿汤加味,茵陈15g,栀子10g,大黄6g,木通10g,车前子10g,板蓝根15g,青黛6g。

(2)若丘疹色红赤或形如云片,上起风粟,排列成带状,先痒后灼痛或伴有轻度发热,脉滑数,苔黄腻,此为肝火内炽。

治法:清泻肝火,利湿解毒。

方药:龙胆泻肝汤,龙胆草10g,黄芩10g,栀子10g,泽泻10g,木通10g,车前子10g,生地15g,当归10g,柴胡10g,甘草10g。或成药龙胆泻肝丸。

四、外治法

(1)有水疱者:解毒丹,水调外用。

(2)干性者:白矾、雄黄各等份,水调外用。

五、简 易 方

鲜地龙去泥洗净,用白糖拌,封闭几小时后可成为水,再加少许冰片,调水外用。

第十二节　斑　秃

一、中医学认识

祖国医学称为"油风"。

二、病因病机

血虚受风,风盛血燥,发失荣养,或与情志有关。

三、治法与方药

病发突然,成片脱落,大小数目不一,呈圆形或椭圆形,全身无自觉症状。

治法:养血祛风。

方药:神应养真丹,当归、熟地、白芍、川芎、木瓜、天麻、羌活、菟丝子各等份为末,入地黄膏蜜为 6g 丸,每日 2 次,各 1~2 丸。

四、外治方

(1)川乌、草乌、五倍子、旱莲草各等份,研细,用醋调,外涂患处。

(2)局部用梅花针移动点刺。

五、简易方

斑秃丸:干地黄、黄芪、当归、枸杞、女贞子、桑葚子各 60g,白芍、蔓荆子、白蒺藜各 45g,桑叶、菊花、黑豆衣各 30g,何首乌 90g,紫河车 15g,红枣肉 60g,共为细末,蜜丸,每次 10g,每日 3 次。

附:硬皮病辨证论治的体会

硬皮病是一种病因不明,比较难治的结缔组织疾患,病程多呈慢性经过(也有少数急性发病者),病变分为浮肿期、硬化期及萎缩期 3 个阶段。临床上分为系统性硬皮病(包括弥漫性硬皮病和肢端硬化症)及局限性硬皮病 2 种。复习祖国医学文献,尚未见与本病相应病名的记载,宋代吴彦夔著《传信适用方》中曾有"人发寒热不止,经数日后,四肢坚如石,以物击之似钟磬,日渐瘦恶……"之说,颇与本病的症状相似。

从本病皮肤具有浮肿、硬化、萎缩的特点及其全身症状来看,其病因病机为素有肾阳虚弱,卫外不固、腠理不密,若寒邪乘虚外侵,凝结于腠理,进而阻滞经络,痹阻不通,导致营卫不和,腠理失养而发生本病。病程迁徙日久,累及诸脏,致使脏腑功能失调,加重皮肤病变。因此,病机要点是寒凝腠理。局部浮肿发紧(实质性水肿),此乃肺通调涩滞,脾轮转无权,肾蒸化失职,脾肾阳虚,寒邪挟湿,淫于肌肤所致;皮肤色素改变,由常而褐,最后黧黑,多因肝调节失常,血瘀外溢而成;病变局部发白、发紫、发凉、灼热感及瘙痒等为气滞;手足指趾端苍白、青紫(肢端动脉痉挛即雷诺氏现象),系肝脾不和,寒邪侵袭经络闭阻,气血难达之故。正如内经所说:"寒邪入经则稽迟,泣而不行,客于脉外则血少,客于脉中则血气不通……"局部毛发脱落、无汗、变硬、萎缩为营卫不和,腠理失养所致;多汗为卫外不固,肝脾不和,调节失常,此类以手足多见之疼痛为血之寒凝。此外,有些患者因寒郁化热,发生指趾端坏死,多为对称性或指趾端交替出现。肢端坏死有干、湿性2种,湿性蔓延较快,痛剧,且多有全身中毒表现,此为火毒炽盛,扰乱神明,相传各脏之故。干性为脉络痹阻,气血俱闭所致。如坏死界限分明,坏死组织可自行脱落。

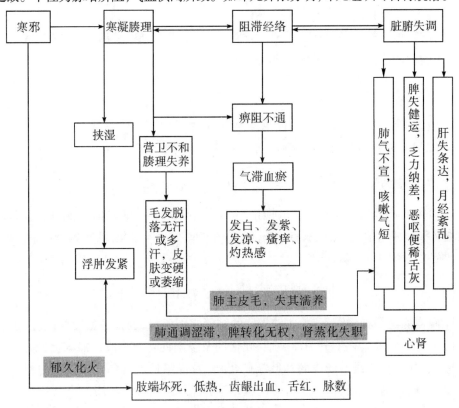

病因病机简图

注:①初期,由于寒邪挟湿初入腠理,表现为浮肿、关节酸痛、低热等称为浮肿期,此期脏腑失调,主要表现于肺、脾(肾),故有无汗、浮肿、纳差、便溏等。

②病久:寒邪更凝结于腠理,且营卫不和,腠理失养加重,经脉阻滞,气滞血瘀,故相继出现皮肤色素改变,变硬和萎缩,称为硬化期及萎缩期,此期脏腑失调进而波及心肾(肝)。且寒邪郁久化热,故有心肾阳虚,肝肾阴虚等一系列症状和低热、出血,舌红,脉数,或舌质胖嫩,灰滞无泽等,最后阴阳俱虚,造成衰退。

局限性硬皮病,除皮肤硬化之外,无全身症状,易于治疗。系统性硬皮病病变易于侵及全身,特别是皮肤、肺、胃肠、肾、肌肉、心脏等,同时伴有不同程度的中毒症状,如低热、乏力、纳呆、咳嗽、气短、恶心、呕吐、便稀等,血沉增快,皮肤呈褐色或黑白相间的异色表现。肾硬变可致尿毒症,心脏受损又可出现心力衰竭。这些症状的产生,皆由于脏腑功能失调,如肺气不宣,脾失健运,肝失条达……所致。总之这类病人急性发病者多累及脏腑,预后较差,慢性发病者都为皮肤症状,虽迁延难愈,但预后较好。此与《内经·痹论》中"其入脏者死""留皮肤者易已"的记载相符合。

对本病的中医辨证除四诊八纲之外,应以经络脏腑为指导。《素问·十二皮部论》:"邪客于皮,则腠理开,开则邪入,客于络脉,络脉满,则注入经脉,经脉满则入舍于脏腑也。"所以反映在疾病的发生和转化方面,皮肤和经络脏腑是有机联系的整体。尽管从疾病发生阶段,在病理上有在经在络,在脏腑或气血之分,但这也是相互转化的过程,如本病从其现象来看,确在皮肤,而其本质,又有在脏在腑之不同。由此可见,皮肤病由经络传入脏腑是毫无疑义的,但更重要的是皮肤是人体气血的藩篱,内脏的屏障,外邪入侵,皮肤首当其冲,故皮肤腠理致密与否,抗邪能力之强弱,对疾病的预防,内脏的保护都有重要意义。正如内经所说"正气存内,邪不可干"。

中药治疗本病,多以活血化瘀、温补肾阳为主。笔者在治疗中则着重于"寒凝腠理"。祖国医学认为寒邪致病多系"脏腑虚寒,阳气不能温煦"。又本病多为慢性经过,"久病必虚",虽皮肤病变为实证之候,但实乃本虚标实之证。因此在治疗时应遵循"虚则补之,寒则热之"的治疗原则。宜以扶正固本、温经散寒、活血通络、开腠解肌、益气养血为治法,佐以疏肝解郁、清热解毒等法。浮肿期及初起发硬者,治以温通为主,佐以益气养血。温是以温脾肾为主,通是通络化瘀,可用参附汤或阳和汤化裁,但要结合病者年龄、性别、局部和全身的表现辨证论治,如女性更年期多属脾肾阳虚、寒凝腠理,应侧重于温补脾肾、解其寒凝,可用温化汤;若青春期多属肝郁困脾,气血凝滞,除全身表现浮肿及硬化外,舌质多淡红,苔白腻,纳呆,便溏或有完谷不化,治宜疏肝解郁、健胃理脾、活血化瘀,以逍遥散化裁为宜;若虽属青春期,但舌质为浮胖娇嫩,便稀食减,仍以温补脾肾为主,也应注意局部的寒凝。

明显发硬及萎缩期,以解肌为主,佐以通络活血化瘀、益气养血,可用加味荆防败毒散。急性期可用Ⅰ号甦脉饮,滋阴降火,活血化瘀。

附一 25 例硬皮病疗效观察

1.性别　女22例,男3例。

2.年龄　见下表。

年龄	<20岁	21~30岁	31~40岁	41~50岁	51~60岁	61~70岁
例数	4	6	7	3	3	2

注:最小年龄4岁,最高年龄70岁。

3. 病史　见下表。

病史	<6个月	6个月~1年	1~2年	2~3年	3~5年	>5年
例数	1	4	2	2	7	9

注:最短者 2 个月,最长者达 19 年。

4. 类型　系统性硬皮病 12 例,局限性硬皮病 13 例,其中 11 例病理组织检查均显示硬皮病组织象,3 例查抗核抗体均阴性,IgG、IgM 均正常。

5. 疗程　见下表。

1年以上者		不满1年者	
系统性	局限性	系统性	局限性
8	4	4	9

注:最短者 2 个月,最长者达 9 年。

6. 疗效　见下表。

治疗时间	分型	疗效			
		进步	显著进步	痊愈	无效
未满1年	局限	6	3		
	系统	4			
1年以上	局限	1	1	2	
	系统	2	2	3	1
	小计	13	6	5	1

注:疗效判断标准:

痊愈:临床症状消失,皮肤弹性如常,遗留轻度萎缩或色素沉着斑,完全恢复工作。

显著进步:皮肤硬化变软,关节活动伸屈较灵活,雷诺氏征进步,自觉症状(食欲、周身乏力)好转。

进步:临床症状或自觉症状进步。

附二　典型病例

例一:刘××,男性,30 岁,陕西籍,工人。1973 年 7 月得病,初起为左下肢浮肿,继之汗毛脱落,皮色呈蜡黄乃至深褐色,皮肤发硬,膝关节屈曲受限,以致不能蹲下大便,从左下肢蔓延至左腹、腰、背、腋下,皮肤坚硬,诊断为局限性硬皮病,从成都到天津等地治疗近 1 年效果不著。1974 年 8 月来我院治疗,即服加味荆防败毒散,同时外用膏疗法,约半年后皮肤变软,皮色变浅,膝关节活动好转,能蹲下大便,后改服阳和汤化裁,仍在观察中。

例二:徐×,女性,28 岁,河南籍,工人。1964 年夏天发现左上肢外侧皮肤有指甲大黄褐色病变,不痛不痒,未进行治疗。1967 年起两臂内外侧均有散在片状黄褐色病变,局部稍发硬,在某医院做活检,病理报告为"硬皮病",用胎盘组织液肌注,蔓延两上肢、左季肋部区及两下肢内侧等处,从 1970 年起来我院治疗,先后服加味参附汤和加味阳和汤共 2 年余,病情逐渐好转,1973 年因怀孕未再服药,病情尚稳定,但产后 1 月余,病情复加重,原患病部位皮肤发硬、无汗、痒,面部有紧束感,皮肤由淡粉色转为暗褐色,右手指被动弯曲不能伸直,立即给予荆防败毒散加味内服,约半年余,皮肤变软,皮色减退,汗出不痒,手指活动好转,后改服阳和汤加味及荆防败毒散加味。于 1975 年又怀孕,产后病变未复发,现躯体、面部病变恢复正常皮肤,后于 1976 年在原活检医院复查病理报告为"硬皮病治后显著进步"。

例三:牛××,女性,40 岁,河南籍,工人。1971 年 5 月患病,初在双上肢,继之双下肢及胸部出现片状黄褐色斑块,共 28 处,片状蔓延如碗口大,面部发紧,局部发痒、变硬,曾在某医院诊治并做组织活检,病理报告为"硬皮病",口服强的松,肌注胎盘组织液、"920"等,共治疗 4 月余未见效,1973 年起在我院服中药加味阳和汤和加味荆防败毒散、温化汤等持续至今,躯体皮肤病变消退,完全恢复正常颜色,仅在小腿留有一小片褐色斑。于 1976 年在原活检医院复查,病理报告为"硬皮病治后显著进步"。

例四:何××,女性,30 岁,陕西籍,工人。1969 年 7 月怀孕,同年 11 月发现小腹部有一片呈黄褐色,面部发痒、发硬,病变逐渐扩展,至 1970 年 5 月生产后,发现全身皮肤(颜面、颈部、胸腹、背、四肢、手腕)均发硬,且两侧手指及右下肢关节伸屈不能。食减、精神萎靡、恶心、低热、失眠,诊断为"弥漫性硬皮病",曾在某医院用西药治疗效果不显著。1971 年 3 月来我院服加味荆防败毒散共 2 年余,手指及关节活动好转,上肢颜面部病变已消退。胸腹腰背皮损变软,色素大部分已退,两下肢有部分皮肤萎缩,但较前好转,现已恢复工作。

附三 硬皮病方药

1. 加味参附汤

组成:太子参 15g,附片 10g,鹿角霜 15g,威灵仙 10g,仙灵脾 10g,桑寄生 15g,丝瓜络 6g,当归 10g,鸡血藤 10g,桂枝 10g,生薏米 30g。

方解:本方以附片、鹿角霜、仙灵脾温阳;桑寄生、桂枝、丝瓜络、威灵仙通络;太子参、当归、鸡血藤益气养血、活血;生薏米去湿,适用于浮肿期寒邪挟湿者。

2. 温化汤

组成:熟地、仙灵脾、鹿衔草、骨碎补、丹参、鸡血藤、吴茱萸、木香。

方解:熟地、仙灵脾、鹿衔草、骨碎补温补肾阳;丹参、鸡血藤养血化瘀;吴茱芪、木香醒脾祛寒。适用于脾肾阳虚、寒凝腠理之各期。

3. 阳和汤化裁

组成:鹿角霜15g,肉桂10g,炮姜炭6g,附片10g,熟地30g,仙灵脾10g,炒白芥子12g,炙麻黄10g,黄芪15g,黄精15g,鸡血藤15g,炙甘草10g。

方解:本方以鹿角霜、肉桂、炮姜炭、附片、仙灵脾、炒白芥子、炙麻黄温阳散寒通滞;熟地、黄芪、黄精、当归、鸡血藤、炙甘草益气养血,活血化瘀。适用于病初发硬期,寒痰凝滞不化者。

4. 逍遥散化裁

组成:当归、赤白芍、白术、云苓、柴胡、半枝莲、山豆根、海藻、昆布、薏米、牡蛎、板蓝根。

方解:用当归、赤白芍、白术、云苓、柴胡疏肝解郁;半枝莲、山豆根、板蓝根清热解毒;海藻、昆布、牡蛎活血化瘀;薏米祛湿。适用于浮肿硬化期。

5. Ⅰ号甦脉饮

组成:当归、元参、银花、郁金、泽兰、夏枯草、紫草、赤芍、甘草。

方解:夏枯草、当归、元参滋阴降火;银花、泽兰、紫草清热解毒;郁金疏肝理气;甘草和中;赤芍化瘀。适用于急性浮肿及硬化期。

6. 荆防败毒散加味

组成:荆芥、防风、柴胡、前胡、羌活、独活、枳壳、桔梗、川芎、生甘草、乌梢蛇、地龙、土元、全虫、蝉衣、当归、熟地、白芍、党参、黄芪。

方解:本方以荆防败毒散原方辛温解肌,乌梢蛇、地龙、土元、蝉衣、全虫等搜风镇痛通络化瘀;当归、熟地、川芎、白芍、党参、黄芪益气养血。适用于明显硬化期及萎缩期,脉络痹阻,导致营卫不和,气血难达,腠理失养者。本期患者皮肤坚硬紧贴骨骼,乃腠理失养,开阖失司。易出热象,方中可加银花、连翘、公英、地丁等。

7. 膏疗

配方:桃、柳、桑、槐、榆树枝各1尺,乳香、没药、羌活、千年健、三七、鸡内金各15g,用植物油(最好香油)500g煎开,纳入以上诸药,炸至焦黄,去掉药渣,趁热加入黄丹250g,冷却即成药膏。(以上仅是配方比例,如病变范围大,可按比例调配)

用法:将药膏加温取出敷患处,冷后再换,每日1次,膏药可继续使用。

8. 黄药子外浴法

配方:黄药子250g(或多加),加水煎熬,趁热熏洗患处。

9. 苦参汤

配方:苦参30g,艾叶30g,蛇床子30g,地肤子90g,苍耳子30g,商陆30g。

用法:水煎熏洗患处,或用热敷,每剂用2~3日。

(载于中华中医学会西安市分会1979年中医学术经验交流会《资料选编》)

第三章 周围血管疾病

周围血管疾病的研究已有 40 多年的历史,尤其是 1958 年以来,在中西医结合治疗血栓闭塞性脉管炎方面取得了很大进展。

周围血管疾病泛指心脏及冠状血管以外其他所有的外周血管疾病。其又分为不影响肢体的血管疾病如肺、脑、腹腔、内脏、面部以及胸部;影响肢体的血管疾病如血栓闭塞性脉管炎、闭塞性动脉硬化、动脉栓塞、静脉炎、无脉症等。

本章主要讨论血栓闭塞性脉管炎。

血栓闭塞性脉管炎

血栓闭塞性脉管炎,又称伯格氏病,是一种动脉和静脉同时可以被累及的慢性、周期性、节段性血管炎症疾病。病变常发生于四肢末端,下肢尤其多见,上肢者较少,内脏血管被累及者极为罕见。本病好发于 20～40 岁的青壮年,90% 以上为男性,易形成肢体末端坏死,患者痛苦异常,严重感染病例可出现全身中毒症状,血栓脱落可引起心、肺、脑、肠等急性栓塞。祖国医学对本病早期无确切名称记载,有的可能归属于"筋病"或"脉痹"范畴,晚期病理改变属于"脱疽""脱骨疗"的一部分。

一、历代对本病的认识简述

1. 祖国医学对本病的认识概括起来可分为以下 3 个阶段:

第一阶段:春秋战国到宋元时期

最早见于《灵枢·痈疽篇》:"发于足趾,名脱痈。其状赤黑,死不治;不赤黑,不死。不衰,急斩之,不则死矣。"关于本病的发病原理没有专门论述,而总括于痈疽的原理之内。

从春秋战国到宋、元朝的 1500 年左右,无论在《灵枢》《鬼遗方》《诸病源候论》《千金方》《卫济宝书》等名著中,对本病名称虽改为脱疽,但对症状、发病机制及治疗原则的描述无所增改。

第二阶段:明朝至清朝时期

明代陈实功所著《外科正宗》中本病仍命名为脱疽,但对症状及病因病机方面有了较详细的描述,如"脱疽"多"生于足趾,少见于手指",又云"疮之初生,形如粟米,其皮犹如煮熟红枣,黑气侵漫,相传五趾,传遍上至足面,其疼如汤泼火燃,其形则骨枯筋炼……"对病因病理方面也有了进一步的阐述,如:"平昔膏粱厚味熏蒸脏腑,丹石补药消涤肾水,房劳过度,气竭精伤……其蕴蓄于脏腑者,终成燥热火证,其毒积于骨髓者,终为疽毒阴疮。"在治疗方法上虽提出补肾水、养气血、健脾安神的法则,但仍偏重于截肢。到了清朝官方总结出版的《古今图书集成》的"筋病门"引用了喻嘉言《寓意草》论徐岳生将成痿痹之证和钱太翁足患不宜再用热药再误之证,两则病例的情况看颇似本病,如后者记曰:"忽患右足麻木,冷如冰石。盖热极似寒,如暑月反雨冰雹之类。医者以其足跗之冷也。不细察其为热极似寒,误以牛膝木瓜防己加皮羌独之属温之。甚且认为下元虚惫,误用附桂河车之属补之。以火济火,以热益热。由是肿溃出脓水……废而不用。总为误治而至此极耳,其理甚明,无难于辨。若果寒痰下坠,不过坚凝不散止耳,甚者不过痿痹不仁止耳,何至肿而且溃,黄水淋漓,腐肉穿筋耶。"认为此与"伤寒坏症,热血深入经络而为流注无少异也"并指出:"但可颛理元气,而无清解湿热之药以佐之,是以未显厥效。"提出"以甘者固其经,寒者通其络,相得益彰矣",方用参竹膏。

第三阶段:晚清时期

对本病的认识和治疗有了新的方向,如《外科真诠》的作者邹五峰已不同意手术截肢,提出"大补气血,益之泻毒之品,自可奏功如响",并以此之法组成了"顾步汤"。《增订治疗汇要》的作者过铸认为病理为"火蕴脏腑,毒积骨髓而成",命名不同意称脱疽而同意《东医宝鉴》之名称"脱骨疔"。治疗上极力反对截肢,而主张先以金银花1kg煎浓汤数碗频频饮之以解其毒。外用"以极大甘草研细末和油调敷极厚……以后再以金银花二两、甘草一两煎之继服渐愈"。

2.新中国成立后在毛主席挖掘祖国医学宝库的英明指导下全国各地对这一劳动人民常见病进行了普遍的研究,概括起来有以下4种看法:

天津市血栓闭塞性脉管炎研究组:在发病机制方面,根据祖国医学理论提出了"元气虚损,心肾失调为本;营卫不行,气血凝滞为标"的发病学说,在分型方面分为虚寒、气血凝滞、毒热和气血双虚四型。在施治时以四妙勇安汤为处方加减化裁。前两型以散寒回阳和温经通络为主,而后两型是清热解毒和大补气血为原则。

石家庄市中医院认为内伤肾气,外受寒湿,痹阻经络,阳气不煦,血脉凝泣不行,造成四末缺血,营养障碍以致最后坏死是为本病的主因。寒湿痹阻络脉,郁久化热,复遇细菌感染,形成毒热证;久病毒热已去,气血消耗,是为本病气血两虚之证,归结为一个主因,两个机转,以分三期三型较为妥当。即:缺血期、营养障碍期和坏死期。辨证分型为寒湿痹阻型,治以通阳化湿,活血通络,方用加减四妙勇安汤;气血两虚型,治以大补气血为主,辅以通经活络,方用加减顾步汤。

江苏中医学院、中医研究所等根据自己对本病的理解,亦提出了5种类型,以及各种类型中处方用药的要求,他们的分型和施治原则是:寒型应温经通络和活血祛瘀;热型应清热解毒和活血祛瘀;寒湿夹杂型应祛风除湿和温行经络;湿热型应清热利湿和行瘀消肿。南京中医学院也采用了完全相同的方法。

魏正明、刘开莲等在辨证和病例分析时,是以西医分期为基础,但在施治时,又从中医的观点分别叙述其临床特点,并以此来决定施治的原则和具体的处方用药。魏氏以初期温中回阳、晚期养阴解毒。刘开莲等则第一期是阳虚寒湿为主,治以温经散寒和通络活血;第二期有气血瘀滞开始由凉转热,理应加以活血破瘀之剂;第三期是由于寒邪久郁化热,治以清热解毒和镇静安神;热伤气血是第四、第五期的突出特点,可以看重滋补肝肾,强壮身体和补养气血。辽宁中医学院也采用了类似的方法。

3. 在西方医学中曾被称为"犹太病",即犹太民族特有的病,后被证明与种族无关。1878 年威尼华特和 1908 年伯尔格对此病的病性及病理做了较详细的叙述,故又称威-伯氏病或伯格氏病。国外对此病也曾做了一些研究,提出了一些从神经或内分泌系统的变化来阐明发病机制的学说。这些学说固然都有可取之处,也都在一定程度上反映了脉管炎的病理过程。苏联学者指出血栓闭塞性脉管炎是一种全身性疾病,在寒冷、潮湿、毒素及精神因素等刺激作用下,发生了中枢神经系统的调节障碍,从而引起植物神经系统机能失调和内分泌活动异常,其主要表现为血管痉挛。长期的血管痉挛引起血管壁的营养障碍,进而渐渐地转变为解剖上的变化。并有人认为蕈碱中毒是主要病因之一。又由于绝大多数患者(90%以上)为男性,而又以青壮年居多,亦有人认为肾上腺皮质激素、睾丸激素在血栓闭塞性脉管炎的发病学上或起有一定的影响。

然真正病因迄今尚不明确,在治疗方面西医亦不外乎镇静止痛、扩张血管药物的应用,以及腰交感神经节和肾上腺次全切除及现代纤溶疗法,和旨在建立侧支循环血管外科疗法,以及晚期则无可奈何而截肢,病员十分痛苦而丧失劳动力,因此这是我们中西医外科工作者很重要的研究课题之一。

二、病因病机

中医认为脏腑蕴热于内、寒湿侵袭于外,热与寒湿相互胶结,脉络痹阻,冲脉失养,致使营卫不调,阳气不能下达,气血凝滞而成。

本病的发生主要在于脏腑蕴热,寒湿外侵是为本病的外因,但外因寒湿必须要在内脏蕴热的基础上才能发挥致病作用,否则"正气内存、邪不可干"。相反,饮食不节、思虑过度、劳倦与情志不畅等因素可致脏腑蕴热、冲脉失养、外感寒冷之邪,热与寒湿相互胶结,脉络痹阻,阳气不能布达则本病即成。《素问·病机十九条》云:"诸痛痒疮皆属于心。"心为火脏,又主血脉,心火盛则脉道滑利,过盛则脉道壅遏,通达不利。加之寒湿外侵,热遇湿则聚,血遇寒则凝,气遇寒则滞。气滞血凝、脉道痹阻,气血运行不畅,阳气不能温煦之处则感发凉;血不濡养之处则见皮肤苍白或紫暗,肢端麻痛步行障碍等。湿热下注则患肢酸困沉重。湿热集聚所著之处,留而不散则出现片状或条索状硬结,局部灼热拒按,甚则抱足而坐,彻夜难眠,积久则趾(指)端坏死溃烂。肝藏血,主筋,其华在爪,木火同源,心火盛则引动肝火,火盛酌阴,阴血不足,筋脉失去濡养,则出现患肢痉挛,爪甲生长缓慢,以及干枯不荣等证,且肝藏血心行之,人动则血运于诸经,人卧则血归于肝,令心肝俱病,故出现患肢的麻、凉、酸、胀、疼痛以及间歇跛行等症状。正如《素问·五脏生成论》云:"……目得血而能视,足得血而能步,掌得血而能握……"就是这个道理。加之情志不畅、肝胆气郁、郁而化热生痰,痰火上扰或气结脉中,瘀血阻络亦为本病之成因。

三、临床表现

本病发生男多于女,发病年龄多在 20～40 岁,症状主要是由于动脉病变引起肢体局部血供不足所致,其发病过程在临床可分为 3 期:

(一)局部缺血期

往往在受寒冷或蹚凉水后,自觉足部麻木、发凉、疼痛,走路时小腿酸胀易感疲劳,足底有硬胀感,症状呈进行性加重,发生间歇性跛行。患肢动脉搏动微弱或消失,约 50% 的患者可有游走性血栓性浅静脉炎。

(二)营养障碍期

病情继续发展,患肢麻木、怕冷发凉明显,静息痛明显,患者常抱足而坐不得安眠。局部皮肤干燥,不出汗,趾甲生长缓慢,增厚变形,皮肤颜色潮红、紫红或苍白,汗毛脱落,患肢动脉搏动消失,小腿肌肉萎缩。

(三)坏死期

患肢发生坏疽,溃疡多局限足趾或足部,向上蔓延累及踝关节和小腿的很少见,为干性坏疽,但可能发生继发感染。当患肢溃烂后,创面可很久不愈合,疼痛更剧。患者体力日衰、胃纳减退、消瘦无力,可伴发热、气血双虚,甚至意识模糊,但发生败血症者较为少见。此外经过治疗,症状与体征减轻或逐渐消失,病情进入稳定或恢复期。

四、诊断与鉴别诊断

诊断主要根据临床表现,多发生于 20～40 岁的男性,有间歇性跛行、足背或胫后动脉搏动减弱或消失(但应注意有 6%～8% 的正常人足背胫后动脉有变异,故应两侧对照,再结合临床考虑)。伴有冷、痛、跛、腐和游走性血栓性浅静脉炎者,均

需考虑本病的可能。但亦需考虑与其他动脉病变相鉴别,如:

(一)下肢动脉硬化症

患者年龄多在 50 岁以上,常伴有高血压和高脂血症,两侧下肢常同时发病,病程发展快,坏疽发生较早而广泛。四肢动脉和颞浅动脉多有扭曲现象,X 线片可见动脉壁内有钙化点。

(二)糖尿病性坏疽

足部多为湿性坏疽,范围较大,蔓延迅速,并有血糖增高,尿糖阳性和多饮、多尿、多食等症状。

(三)肢端动脉痉挛症(雷诺氏病)

患者多为青壮年女性,多发于上肢手指,两侧对称。发作时手指苍白、变冷、发绀然后潮红,脉搏无变化。发作过后一切正常,晚期可出现硬化,但很少发生坏疽。

(四)红斑性肢痛症

病为发作性肢端疼痛,如汤泼火燃,局部温度增高,无周围动脉血供不足的表现。肢体下垂时症状加剧,抬高肢体或将肢体浸入冷水中则疼痛减轻,动脉搏动不受影响。

五、辨证分型与治疗

关于本病的辨证,如前所述,历代颇有争论,治法亦异,简言之:一派认为本病属虚寒阴虚,病理以肾虚下元亏损为主;另一派认为本病是由于火蕴脏腑、毒积骨髓而成,辨证以热为主。综合起来看,本病患者局部表现为患肢(趾)发凉、麻痛、皮肤苍白或紫暗,趺阳(足背)脉消失等虽属一派虚寒之象,但患者全身表现为舌暗红,舌体胀大而不嫩,苔多黄腻,口渴喜饮或不喜饮,大便干或正常,少见小便清长与便溏,更未见有腰酸遗精、阳痿、耳鸣等肾虚下元亏损的表现。而全身之表现则多为阳热征象,故认为本病病理主要由于脏腑蕴热于内、寒湿侵袭于外,热与寒湿相互胶结,脉络阻塞,冲脉失养。辨证应以里热为本为主,外寒为标,是一种里热外寒的现象。

虽然内热和寒湿是本病的主要因素,脏腑蕴热是其实质,热与寒湿在本病的不同阶段均有表现,但其所占的轻重程度亦然不同。但基本上不外乎在缺血期表现为寒湿多于热或热多于寒湿;在营养障碍期表现为寒湿并重甚或寒热过盛而化火;在坏死期表现为火毒过盛而化燥的表现。在此基础上可有两种转归:一方面燥盛可以伤阴甚至出现燥盛生风,脾败胃衰,阴阳离决的严重情况;另一方面经过治疗向稳定或恢复期发展而出现气血双虚的表现。临床上按照寒、热、火、燥、虚的见证将该病划分为五型以指导处方用药,以使临床医生便于掌握,但应注意各型之见证在各期可互见,对此应灵活掌握,不可拘于一式而影响疗效。

(一)第一期:缺血期

1.寒湿多于热型　患肢每行则易感困倦无力,脚掌疼痛,遇冷则肤色苍白痛作,出现间歇跛行(行走时突感小腿疼痛,肌肉抽搐,通常患者跛行和停止行走,疼痛乃消失,但在行走后又可发作)。足背、胫后动脉搏动减弱或消失,舌体胀大质淡红,苔白腻而滑,脉象多沉细。

治则:温经散寒,通络利湿。

方剂:桂枝加当归汤。

组成:桂枝 10~15g,当归 10g,附片 10~15g,丹参 30g,仙灵脾 10g,地龙 15g,红花 15g,牛膝 15g,鸡血藤 60g,赤白芍各 30g,甘草 15g。

用法:水煎服,每日 1 剂,早晚分服。

附方:阳和汤加味。

组成:熟地 30g,炒白芥子 6~12g,鹿角霜 15g,肉桂 3~6g,炮姜炭 3~6g,炙麻黄 3~6g,炙甘草 3~6g,党参 15g,黄芪 30g,当归 10g,赤芍 10g,鸡血藤 15g,牛膝 10g,地龙 10g。

用法:水煎服,每日 1 剂,早晚分服。适用于兼有脾肾阳虚之证者。

2.热多于寒湿型　患肢皮肤发红,约 40%发生迁移性血栓性浅静脉炎,局部有压痛。每行则患肢凉、麻、酸、胀伴间歇跛行,口渴思饮,便干溲赤,足色暗红,足背、胫后动脉搏动消失,舌体胀大,色暗红,苔黄腻或白腻,脉多弦滑兼数。

治则:清热解毒,通络化瘀为主,佐以益气养血。

方剂:参竹合剂。

用法:水煎服,每日 1 剂,早晚分服。

附方:

(1)Ⅰ号甦脉饮:本方偏重于清热解毒。

(2)Ⅱ号甦脉饮:本方在Ⅰ号基础上加以通络之剂。

(3)桃红四物汤加味:偏重于化瘀清热。

(二)第二期:营养障碍期

寒热过盛而化火型

本型常见寒热并重的见证,治疗一并述之于下:

患肢灼热胀痛或喜冷怕热,步履沉重,肤色暗红或赤紫溃烂,静息痛明显,彻夜难眠,伴烦躁口渴,便干溲赤,足背、胫后动脉搏动消失,伴舌胀大色紫,苔黄腻多干燥,脉多弦数。

治则:清火解毒,通络化瘀。佐以益气养血。

方剂:顾步汤加味。

组成:双花 60g,地丁 15~30g,公英 15~30g,野菊花 15~30g,紫河车 15g,当归 30g,赤白芍 30g,桃仁、红花各 15g,丝瓜络 10g,党参 30g,黄芪 30g,石斛 30g,元参 15~30g,甘草 15~30g。

用法:上药用黄酒 500mL 浸泡 10 余小时后水煎服,每日 1 剂,早晚分服。

附方:

(1)四妙活血汤加味。

组成:双花 30g,连翘 12g,地丁 15g,公英 15g,黄芩 10g,黄檗 10g,元参 15g,元胡 10g,桑寄生 30g,防己 15g,黄芪 30g,当归 15g,贯众 12g,漏芦 12g,郁金 15g,丹参 15g,赤芍 15g,红花 15g,牛膝 15g,生地 15g,丹皮 10g,甘草 15g。

用法:同上。本方适用于寒热并重之患者。

(2)忍附汤。

组成:忍冬藤 90g,附片 30g(开水先煎 1 小时),牛膝 60g,川楝子 12g,土元 15g。

(三)第三期:坏死期

1. 火毒过盛而化燥型　患肢喜凉畏热,进行性坏疽,痒痛钻心持续不断,坐卧不宁,甚至意识恍惚、神昏谵语、面色青滞无泽、舌体胀大或缩小,色暗或紫暗,苔黄燥夹黑。

治则:滋阴降火,化瘀通络,佐以开窍安神。

方剂:四妙勇安汤加味。

组成:当归 30g,元参 60g,双花 90g,甘草 30g,夏枯草 30g,何首乌 30g,紫草 30g,赤芍 60g,桃仁 15g,红花 15g。

用法:水煎服,每日 1 剂,早晚分服。

2. 气血双虚型　以上数型经恰当处理,患者未发生脾败胃衰、阴阳离决的现象,而是逐渐向好的方面转化或仅前证虽被控制而出现邪去正衰的见证,如溃疡面久不愈合,面色萎黄,食纳不佳,舌淡脉细。

治则:补助气血,佐以消毒。

方剂:托里消毒汤。

组成:党参 10g,白术 10g,茯苓 10g,当归 10g,川芎 10g,甘草 10g,白芍 10g,黄芪 10g,皂刺 10g,双花 10g,白芷 10g,桔梗 10g。

用法:水煎服,每日 1 剂,早晚分服。

六、在治疗过程中要解决好以下问题

(一)伤口处理问题

本病除重视全身治疗外,局部处理亦必须采取有效措施,控制病变范围扩大,设法使创口早期愈合,这对消除患者痛苦和缩短疗程是重要的。但是在实践中发现,多数患者和医者由于局部处理不当,使病情加重,甚则急剧恶化,不得已而采取截肢,这种病例并不少见,必须引起医者的高度重视。

1.伤口换药　换药应对腐蚀性药物慎用,一般的香油纱布,每天更换 1 次,保护创面,防止污染。

2.病灶处理　清除坏死组织,患者虽较痛苦,但能加速伤口愈合,比自然脱落可缩短疗程,但必须在感染控制、营养状况基本改善后适宜。在此基础上以蚕食手术逐渐清除,不要求操之过急,以防继发感染。

(二)止痛问题

血栓闭塞性脉管炎,是由于脏腑蕴热于内、寒湿侵袭于外、热与寒湿相互胶结,脉络痹阻,冲脉失养所致。因此而导致肢体血流不足,这是主要矛盾,虽然剧烈疼痛,此乃突出的表面现象,不是主要矛盾。"不通则痛,痛则不通",因此通络化瘀,温经散寒,清热解毒,佐以益气养血等,这是本病的立法依据。

但此类剧痛,都严重影响患者的治疗、休息与康复。所以止痛也是治疗中极其重要的一环。

止痛应分清寒热,"热毒之痛以寒凉之剂折其热则痛自止,寒邪之痛以温热之药慰其寒则痛自除"。早期未溃或溃疡较少者,疼痛较轻,多由寒湿凝于经络,脉络拘急作痛(自觉痉挛),宜桂枝加当归汤,重用芍药、甘草以缓期急,再配以温通之药;坏死广泛,乃毒邪客于经络,应以清热、解毒、凉血、止血药物,扶正以推邪外出。疼痛剧烈,可适当选用缓解痉挛药物或电针配合,配穴以踝关节以上为佳,必要时也可用少量杜冷丁。局部感染重者加抗生素。若因伤口异物或刺激性药物引起的疼痛,可即消除病因以止痛。

(三)熏洗问题

熏洗疗法的应用,对早期或恢复期,均可配合适当药物如健步汤,煎汤温热熏洗患肢,以利于经络的疏通,达到改善血液循环,促使侧支循环的早日建立,能消除或缓解疼痛和改变皮色。但对于患肢(趾、指)有裂口或形如硬壳者应严禁熏洗,因为有硬壳或裂口说明局部血循环已到了低点,这时加热或水分进入裂口都不易排出,反增加了感染机会,和坏疽的加速,这在临床确有不少教训。

晚期单纯坏疽者,可用猪蹄汤趁热熏洗患趾,对加速血流和生肌长肉是有帮助的,但以病情稳定时使用较妥。

(四)在治疗中"扶正"与"祛邪"问题

本病多发生于寒冷地区,遍布我省各县,以青壮年男性较为常见,发生在 20～40 岁之间,大多有受冻、外伤等诱因,病变的血管壁发生炎症,形成血栓堵塞血管,引起肢体远端缺血,而局部发凉、发紫、疼痛、坏死、跛行等临床表现。

以前对本病的治疗,强调使用扩张血管药物,从实践中发现的确有效果,但大多数在病情变化上效果不大、不理想,因为扩张血管解决不了血管壁炎症的问题,阻塞越来越多,缺血范围越来越广泛,剧痛、坏死以及全身中毒表现很难控制,最后为了保全整体,采取截肢,造成终身残疾,对此也是有教训可取的。这也说明只看现象不见本质的形而上学观点的危害是极大的。

对于血栓闭塞性脉管炎的"扶正",首先是调动机体血管舒缩能力,增加血管动力,加速血流,改善缺血状态,促使患肢侧支循环建立和修复。这是主要的方面,在全过程中应贯穿这种思考。"祛邪"是消除血管病变的致病因素,寒、热、火、燥、虚是本病病因病机的转化,也是分型的依据。如寒湿多于热型,以温散之桂枝加当归汤;热多于寒湿型,以清解之参竹合剂等来调节血管炎症的改变,以利于吸收。

"扶正"是调动全身机能,集中优势兵力(重用益气养血养阴等药物)来防御外邪。

"祛邪"是采取主动进攻(应用通络化瘀、清热解毒等药物)来消除疾病的本质,这是一对对立统一的矛盾。必须要灵活掌握,至于什么时候"扶正",什么时候"祛邪",可根据病情发展中,正邪斗争的情况来决定。如缺血期寒湿多于热型和热多于寒湿型,扶正兼以祛邪;营养障碍期湿热过盛而化火型,祛邪兼以扶正;坏死期火毒过盛而化燥则以祛邪为主;气血双虚型恢复期以扶正为主。除此之外,也必须注意局部与全身的关系,时刻注意脾胃功能,有利于本病的治疗。

七、预防与护理

(1)对于本病防治的重要意义,必须向患者反复说明,对巩固疗效和防止复发有着重要作用。

(2)严禁吸烟:吸烟除能引起周围血管收缩外,还能加重病理过程。

(3)患肢的防寒保暖:寒冷季节,患肢应穿着合适的衣袜,冬季应避免受冻。

(4)患肢应避免外伤,保持适当之运动,以促使血液循环和防止肌肉萎缩。

附文献报道:中医药治疗血栓闭塞性脉管炎132例临床观察

血栓闭塞性脉管炎是一种进行缓慢的动脉和静脉节段性炎症性病变。治疗比较困难,我院自1959~1977年以来坚持中医中药治疗取得初步疗效,现将资料较完整的132例临床观察报道如下。

一、临床资料

(一)一般资料

132例中,男125人,女7人,男性占94.7%;年龄最小者18岁,最大者69岁;

其中工人 68 人,农民 21 人,干部 43 人;病程最短 1 个月,最长 12 年;病变多在下肢,也有累及上肢者。

(二)诊断标准

(1)患肢发凉,疼痛,麻木,间歇性跛行。

(2)皮色改变,皮温低,患肢末端坏死或溃疡。

(3)动脉搏动减弱或消失,举足实验阳性。

(4)年龄在 20~40 岁之间。

(5)部分有游走性浅静脉炎史。

(6)除外硬化性脉管炎、雷诺氏病、无脉症等其他血管病。

二、治疗方法

根据临床表现,分为以下五型论治。

(一)寒湿多于热型

主证:每行患肢麻木,冷痛困胀,间歇性跛行,趾指皮色苍白,足背动脉减弱或消失,口和,二便调,舌质胀大色红,苔白腻而滑,脉弦。

治则:通络化瘀,温经散寒。

方剂:桂枝加当归汤。

药物:桂枝,当归,赤白芍,丹参,鸡血藤,地龙,红花,灵仙,附片,牛膝,甘草。

(二)热多于寒湿型

主证:每行患肢麻凉酸胀,间歇性跛行、足色暗红,足背动脉消失,口渴思饮,便干或便调,溲黄,舌胀大,苔黄腻微干,脉弦滑兼数。

治则:通络化瘀,清热解毒,佐以益气养血。

方剂:参竹合剂。

药物:党参,竹沥,黄芪,当归,银花,香附,赤白芍,川断,皂刺,山甲,草河车,生姜,甘草。

(三)湿热过盛而化火型

主证:除上述症状外,患肢灼热剧痛,抱膝而坐,彻夜难眠,肢端坏死,舌质胀大,色紫暗,苔黄腻而干,脉弦数。

方剂:顾步汤加味。

药物:黄芪,党参,当归,银花,石斛,赤白芍,丝瓜络,元参,桃仁,红花,野菊,秦艽,草河车,甘草。

(四)燥盛伤阴型

主证:除前证外,患肢喜凉怕热,痒痛钻心,意识恍惚,高热烦躁,便干溲赤,纳差。

治则:滋阴降火,通络化瘀。

方剂:四妙勇安汤加味。

药物:当归,银花,元参,夏枯草,郁金,泽兰,黄精,甘草。

(五)气血双虚型

此型为病已恢复,或至晚期脾败胃衰阶段,一般以补助气血,佐以解毒之药。若全身中毒症状明显者,可按败血症处理。

三、治疗效果

(一)疗效判定

1. 治愈 临床主要症状如麻、凉、痛、跛基本消失;创面完全愈合;患肢侧支循环建立,血循无明显障碍;能进行一般工作或恢复原来工作者。

2. 显效 临床主要症状如麻、凉、痛、跛显著减轻,静息痛消失,皮色皮温明显较前好转;创面完全愈合或接近愈合;血循仍有轻度障碍;能恢复轻度工作。

3. 进步 临床症状减轻或改善,创面较前缩小,患肢皮色皮温有所改善;不能从事轻度工作,仍需继续治疗者。

4. 无效 经治疗 1~3 个月后,症状与体征无改善,创面没有好转者。

(二)治疗效果

见表1。

132 例血栓闭塞性脉管炎疗效表

	治愈	显效	进步	无效
例数	60	64	6	2
比例	45.5%	48.5%	4.5%	1.5%

主要体征恢复情况:患肢动脉搏动消失者 64 例,治疗后恢复者 43 例(占 67.2%);趾指坏死者 60 例,治疗后愈合者 57 例(占 95%)。

四、病案举例

魏××,男,38 岁,汽车司机。于 1968 年右小腿反复出现红肿块,继之每行则患肢麻凉酸胀、间歇性跛行。次年拇趾冷痛加重坏死,抱膝而坐,彻夜难眠,意识恍惚持续 3 月余,外院建议截肢,被拒绝而来我院。

查体:体弱,面滞,舌胀大,色暗红,苔白厚腻干燥,右小腿肌肉萎缩,右拇趾坏死,大量分泌物,右足背动脉及胫后动脉消失。

辨证:湿热过盛而化火,予顾步汤加味,用黄酒 500mL 浸泡 10 小时后加水煎服。3 个月后症状显著好转,半年后可以步行,症状消失,已恢复司机工作,随访 7

年未见复发。

五、讨论和体会

血栓闭塞性脉管炎,未见相应的中医病名记载,晚期似属"脱疽""脱骨疽""十指零落"的一部分,早期似属"筋痹"或"脉痹"的范畴。关于其生理、病理、症状和检查等早在2000年前的中医文献中已有描述,如《灵枢·逆顺肥瘦篇》记载:"夫冲脉者,五脏六腑之海也,五脏六腑皆禀焉。其上者,出于颃颡,渗诸阳,灌诸精;其下者,注少阴之大络,出于气街,循阴股内廉入腘中,伏行骭骨内,下至内踝之后属而别。其下者,并于少阴之经,渗三阴;其前者,伏行出跗属,下循跗,入大趾间,渗诸络而温肌肉。故别络结则跗上不动,不动则厥,厥则寒矣。黄帝曰:何以明之? 岐伯曰:以言导之,切而验之,其非必动……"这段经文说明冲脉的下行支颇与下肢动脉的走行一致,其功能(渗诸阳,灌诸精,渗三阴,渗诸络而温肌肉)颇与血液循环功能相似;其病理改变(跗上不动,不动则厥,厥则寒矣)与血栓闭塞性脉管炎的临床症状极为相似。

对病因病机的认识:本病是脏腑蕴热于内,寒湿侵袭于外,热与寒湿相互胶结,脉络痹阻,冲脉失养,气血凝滞而成。

冷、痛、跛、腐是本病的主证,其发生是气血凝滞,阳气不能下达的结果。"不通则痛,痛则不通",不通为本,冷、痛、跛、腐为标。治疗中必须始终贯彻通络化瘀的原则。

止痛问题:剧烈疼痛是本病的突出症状,病人往往因此而丧失治疗信心,能否制止疼痛是治疗成败的关键。

止痛应分清寒热,"热毒之痛以寒凉之剂折其热则痛自止,寒邪之痛以温热之药慰其寒则痛自除"(外科精义),早期未溃或溃腐较少者疼痛较轻,多由寒湿凝于经络,脉络拘急作痛(血管痉挛),宜桂枝加当归汤,重用芍药、甘草以缓其急,再配以温通之品以散其寒。坏死广泛,乃毒邪客于经络,宜用清热解毒凉血活血药物,扶正以振邪外出,剧痛自止。

伤口处理问题:适时正确的伤口处理,对促进伤口愈合,缩短疗程,减轻病人痛苦十分重要。更换敷料必须注意无菌操作,一般以使用香油纱布为佳。忌用腐蚀性、刺激性药物。对于坏死组织应在控制感染、营养状态改善的基础上,以蚕食的方法逐渐清除,不可操之过急。

由于本病病程长,疼痛剧烈,易于复发,常常可使部分病人产生急躁或悲观情绪,因此治疗中必须注意病人的精神状态,鼓励病人树立与疾病做顽强斗争的精神,积极主动配合治疗,也是十分必要的。

六、小结

本文对 1959~1977 年 132 例血栓闭塞性脉管炎的中医药治疗临床疗效进行分析,对本病的病因病机、分型治疗及止痛等问题略加讨论,并提出"冲脉失养"为本病的重要病机之一。

附录 中医外科常用方剂

一、外用方

1. 拔毒膏（市售中成药）

2. 白龙膏

组成：松香，樟脑，官粉，轻粉，蓖麻油。

先将蓖麻油、松香熔化后，放微凉，再徐将樟脑、轻粉、官粉投入搅匀即成，摊厚纸上备用。

功用：拔毒、散结、消肿。主治淋巴结核及疖肿。

用法：用时稍加热，外贴患处。已溃者可适当加入掺药。

3. 阳和解凝膏

组成：鲜牛蒡子根及叶梗，鲜白凤仙梗，川芎，川附子，桂枝，大黄，当归，肉桂，川草乌，地龙，僵蚕，赤芍，白芷，白蔹，白及，乳香，没药，续断，防风，荆芥，五灵脂，木香，香橼，陈皮，苏合香油，麝香，菜油，依法制膏。

功用：温经和阳，祛风散寒，调气活血，化痰通络。主治一切阴证。

用法：摊贴患处。

4. 狗皮膏药（市售中成药）

5. 伤湿止痛膏（市售中成药）

6. 跌打损伤膏（市售中成药）

7. 活血膏（散、丸）

组成：雄土元 12g，胆南星 15g，血竭花 15g，没药 24g，制马钱子 15g，南红花 15g，羌活 10g，真龙骨 10g，当归 10g，乳香 30g，防风 15g，香白芷 15g，升麻 15g，菖蒲 10g，川芎 12g，白附子 6g，元胡 12g。

功用：活血、化瘀、消肿、止痛。主治急性软组织损伤。

用法：研细粉，水泛为绿豆大丸，每日 2 次，每次 6g，黄酒引。局部以此散用油调外敷，每日换药 1 次。

8. 消核膏

组成：麻黄，甘遂，大戟，白芥子，南星，僵蚕，半夏，朴硝，广丹。

功用：温经消痰，软坚散结，活血破瘀。主治瘰疬、阴疽、鹤膝风等肿块坚硬日久不消之证。

用法:依法制膏,摊于大小不等的布上,用时根据肿块大小选用,贴于患处,3～5 日更换 1 次。

9. 阿魏化瘀膏(市售中成药)

10. 铁箍散软膏

组成:大青叶,芙蓉叶,生大黄,川黄檗,川黄连,白矾,胆矾,铜绿,五倍子,广丹,没药,乳香。上药 12 味共为细粉,以药粉 300g、香油 500g、黄蜡(冬 100g、夏150g)、花椒少许制膏。先将花椒放入香油内煎焦,去掉花椒,趁油热将黄蜡放入,稍冷却放入药为膏。

功用:围箍、消肿。主治痈、疖、有头疽等一切化脓性感染,已溃、未溃均可。

用法:敷在纱布上约 1mm 厚,大小超出疮肿范围为度,上面再放一层止痛消炎膏外用。

11. 止痛消炎膏

组成:浙贝 750g,白芷 750g,樟脑 250g,广木香 120g。混成药粉,每用药粉 30g加入白凡士林成膏。

功用:消肿、止痛、清热、解毒。主治化脓性感染如痈、疖、有头疽等。

用法:摊在纱布上外敷,或在铁箍散软膏上敷一层,以减少铁箍散之刺激。

12. 回阳玉龙膏(市售中成药)

13. 冲和膏

组成:紫荆皮(炒) 150g,独活 90g,赤芍 60g,白芷 30g,石菖蒲 45g。

功用:疏风、活血、定痛、消肿、祛冷、软坚。主治疮疡介于阴阳之间者。

用法:上药共研细粉,葱汁、陈酒调敷。或用上药粉以 2:8 比例加入凡士林成膏外敷。

14. 藤黄膏

组成:藤黄 45g,黄蜡 120g,香油(或菜油)500g。用油将上药炸枯后,去药渣,加入黄蜡熔化成膏。

功用:解毒消肿,止痛散结。主治疮疡属半阴半阳者,善用于皮肤病如湿疹等。

15. 解毒丹

组成:煅石膏,青黛,黄檗。上药 3 味共研细粉,用时每 1000kg 药粉加香油1250kg,调成软膏。

功用:解毒、敛湿。主治急性、亚急性湿疹。

用法:外涂皮肤上。

16. 金蝉膏

组成:蝉衣、苍术、花椒、枯矾、川芎、防风、甘草各 250g,香油 3750g,黄蜡 625g,

熔化为软膏。

功用:敛湿、止痒。主治慢性湿疹。

用法:局部外敷。

17. 皮炎膏

组成:吴茱萸 500g,凡士林 650g。将吴茱萸轧成细粉,用凡士林搅拌成膏,若加入硫黄 500g,称二美散。

功用:润肤、消肿、止痒。主治慢性湿疹、神经性皮炎。

用法:局部外敷。

18. 雄麝散

组成:雄黄、麝香各等份。

功用:解毒、消肿。主治一切阳证未溃者。

用法:撒药膏内贴之。

19. 桂麝散

组成:麻黄 15g,细辛 15g,肉桂 30g,牙皂 10g,生半夏 25g,丁香 30g,生南星 25g,麝香 1.8g,冰片 1.2g,研极细末。

功用:温化痰湿,消肿止痛。主治一切阴证未溃者。

用法:撒药膏内贴之。

20. 追毒散

组成:火硝 45g,雄黄 45g,银珠 1 包,蟾酥 4.5g,研极细末。

功用:拔毒。主治疔已成,未溃者。

用法:用极少许撒布疔头,上敷药膏或膏药。

21. 小昇丹

组成:水银 30g,白矾 25g,火硝 21g,火炼成丹。

功用:具有提脓祛腐的作用,能使疮疡内蓄之脓毒,得以早日排出和腐肉迅速脱落。凡溃疡脓栓未脱,腐肉未脱,或新肌未生者,均可使用。

用法:疮口大者,可撒于疮口上;疮口小者,可黏附于药线上插入,亦可撒于膏药、油膏上敷贴。

注意事项:本性药猛,应用时需加赋形剂使用,阳证一般用 10%~20%,阴证一般用 30%~50% 的升丹含量。凡对汞剂过敏者禁用,唇部眼部溃疡宜慎用。本品存放陈久可使药性缓和而减少疼痛。

22. 红昇丹(市售中成药)

组成:水银 30g,火硝 120g,白矾 60g,雄黄、朱砂各 150g,皂矾 18g。用升华方法制成的红色细末(它的纯粹成分为氧化汞)。

功用:燥湿祛腐。主治一切溃疡、腐肉多者。

用法:以极少许撒布创面,再敷药膏或膏药。

23. 生肌散

组成:制炉甘石 15g,滴乳石 10g,滑石 30g,朱砂 3g,冰片 0.3g,研极细末。

功用:生肌收口。主治痈疽溃后,脓水收尽者。

用法:掺疮口中,外盖膏药或药膏。

24. 猪蹄汤

组成:当归 12g,白芷 10g,蜂房 10g,防风 10g,甘草 10g,花椒 10g,葱白 5 个,黄芩 12g。

功用:消肿散风、脱腐止痛,去腐肉、活死肌,有流通气血、解毒止痛、祛瘀之功。

用法:以猪蹄 1 只,水 6 碗,煎至蹄软为度,用上药同微煎,去油洗伤口。

25. 苦参汤

组成:苦参,蛇床子,地肤子,苍耳子各等份,花椒、食盐各适量。

功用:祛湿止痒。主治皮肤瘙痒及脚气等。

用法:水煎洗患处。临用亦可加猪胆汁 4~5 枚。

26. 鸡蛋黄油

组成:煮熟鸡蛋 3~4 枚,取蛋黄放入锅内,用文火煎熬炸枯去渣存油备用。

功用:润肤生肌,主治乳头破裂、奶癣等病。

用法:外搽患处。

27. 九一丹

组成:熟石膏 27g,升丹 3g,共研极细末。

功用:提脓祛腐。主治一切溃疡流脓未尽者。

用法:撒于疮口中或用药线蘸药插入,盖膏药或药膏,每日换药 1~2 次。

28. 咬口锭

组成:铜绿,松香,乳香,没药,生木鳖,蓖麻子,杏仁,巴豆,白矾。捣成膏为丸如绿豆大。

功用:有腐蚀之功。主治疮疡与成脓不能自破者。

用法:每用 1 粒,放于膏药上,贴于疮疡中心。

29. 金黄散

组成:大黄、黄檗、姜黄、白芷各 2.5kg,南星、陈皮、苍术、厚朴、甘草各 1kg,天花粉 5kg,共研细末。

功用:清热除湿,散瘀化痰,止痛消肿。主治一切疮疡阳证。

用法:可用葱汁、酒、麻油、蜜、菊花露、银花露、丝瓜叶捣汁等调敷。

30. 青蛤散

组成：黄檗 45g，青黛 30g，煅石膏 15g，蛤粉 10g，共研细粉。

功用：敛湿止痒。主治皮肤湿疮、黄水疮。

用法：取药粉适量，香油调敷患处。

用法：在应用时，先将药水充分振荡，再涂擦患处，每日 3~4 次。

31. 二味拔毒散

组成：白矾、雄黄各等份。

功用：清热利湿。主治带状疱疹等皮肤病。

用法：茶水调敷。

32. 化瘀膏

组成：生草乌 20g，黄檗 60g，当归 60g，白芷 30g，赤芍 15g，花粉 15g。研细粉，凡士林调膏。

功用：消肿止疼，续筋活络。治慢性炎症及神经损伤。

用法：外敷患处。

33. 黄水疮药膏

组成：生大黄、枯矾各等份，上 2 味药研细粉加香油 60g 调制成膏。

功用：清热、解毒、敛湿、止痒。主治黄水疮、脓痂疹等。

用法：将脓痂用盐水洗净后外敷。

34. 牛皮癣药膏

组成：大枫子仁 300g，猪板油 30g，共捣为泥。

功用：温经活络，祛风止痒。主治牛皮癣、神经性皮炎、慢性湿疹等。

用法：用纱布包约鸡蛋大一块药泥，可频擦患部。

35. 黑枫膏

组成：大枫子仁 7 个，硫黄 15g，火硝 15g，猪板油 30g，香油 30g，共捣为膏。

功用：温经通络，祛风止痒。主治神经性皮炎、慢性湿疹等。

用法：将药膏涂布患处，用红外线照 15 分钟，每日 1 次，15 次为 1 个疗程。

36. 三黄洗剂

组成：大黄、黄檗、黄芩、苦参各等份，共研细末。上药 10~15g 加入蒸馏水 100mL、医用石炭酸 1mL。

功用：清热止痒、收湿。主治一切急性皮肤病及疖病，凡有红肿焮热出水者。

用法：临用时摇匀，以棉花蘸药汁搽患处，1 日 4~5 次。

37. 酒渣鼻药膏

组成：大枫子仁 120g，核桃仁 45g，青黛 3g。上药均匀捣成泥状膏。

功用：消肿、杀虫、止痒。主治酒渣鼻。

用法:用纱布包扎鸡蛋大,外搽患处。

38. 地榆膏

组成:紫草30g,生地榆30g,黄檗15g,甘草6g,凡士林60g,香油500g。上药研细粉,香油加热放入凡士林,油凉后加入药粉为膏。

功用:消肿、生肌、润肤。主治1~2度烧伤。

用法:外敷患处。

39. 湿疹膏

组成:松香,石梅皮,冰片。上3味药分别研细粉,加香油45g调成膏。

功用:清凉收敛,止痒消肿。主治急慢性湿疹、神经性皮炎。

二、内服方

1. 荆防败毒散

组成:荆芥10g,防风10g,羌活10g,独活10g,前胡10g,柴胡10g,枳壳10g,桔梗10g,川芎10g,茯苓10g,当归10g,甘草10g,薄荷6g。

功用:辛温解毒。主治化脓性感染、皮肤病等。

用法:水煎300mL,每日2次,口服。

注意事项:体虚有汗者,去荆芥、防风,加党参10~15g。

2. 牛蒡解肌汤

组成:牛蒡子10g,薄荷6g,荆芥6g,连翘12g,浙贝10g,桔梗10g,杏仁10g,赤芍15g,僵蚕10g。

功用:疏风清热化痰。主治颈淋巴结炎及扁桃体炎等。

用法:水煎服。

3. 连翘败毒散

组成:连翘,柴胡,前胡,川芎,枳壳,羌活,独活,茯苓,桔梗,甘草。

功用:清热解毒,散风祛湿。主治痈疮初起红肿疼痛而有表证者。

用法:水煎服。

4. 万灵丹

组成:苍术240g,何首乌、羌活、荆芥、川乌、乌药、川芎、甘草、石斛、全虫、防风、细辛、当归、麻黄、天麻各30g,雄黄18g。

功用:疏风利湿,温通经络。主治肌肤麻木不仁,足跗肿胀。

用法:研细末,炼蜜为丸,每次1丸,每日2~3次,白开水送下。

5. 升麻合剂

组成:升麻6g,薄荷6g,牛蒡子10g,银花10g,连翘12g,元参10g,马勃6g,僵蚕6g,板蓝根15g,甘草10g。

功用:清瘟、解毒。主治流行性腮腺炎、颌下腺炎、化脓性颈淋巴结炎。

用法:水煎300mL,每日2次口服。

注意事项:以风温在表为主,若化火可加大黄3~10g。

6. 内疏黄连汤

组成:黄连3g,银花10g,连翘10g,栀子10g,黄芩10g,牛蒡子10g,浙贝10g,白芍10g,广木香4.5g,薄荷6g,甘草10g。

功用:清热、解毒、消肿。主治化脓性感染。

用法:水煎300mL,每日2次分服。

注意事项:平素体弱,脾胃虚寒者慎用。

7. 大承气汤

组成:大黄12g,厚朴15g,枳实15g,芒硝10g。

功用:峻下热结。主治大便秘结,腹部胀满硬痛拒按者。

用法:水煎服或以此药灌肠。

8. 大建中汤

组成:川椒3g,干姜6g,党参10g,饴糖15g。

功用:温中补虚,降逆止痛。主治胆道蛔虫症。

用法:水煎取汁去渣,将饴糖冲入烊化,日服1剂,分2次服。

9. 半硫丸

组成:半夏、硫黄各等份,与姜汁同煮后制丸。

功用:温肾通便。主治寒痰凝结、腹内癥瘕积聚等。

10. 五味消毒饮加味

组成:银花30g,公英30g,地丁30g,天葵子30g,石斛30g,野菊花30g,草河车15g。

功用:清火解毒。用于化脓性感染、急性淋巴管炎、静脉炎、疖肿等。

用法:水煎300~500mL,每日2~3次。

注意事项:①体弱或10岁以下者可减量;②下肢加苍术15g,黄檗15g,牛膝10g。

11. 银花解毒汤

组成:银花15g,甘草3g。

功用:清火解毒。主治疮疡有热毒者。

用法:水煎服或煎汤外用,可洗涤疮面。

12. 黄连解毒汤

组成:黄连6g,黄芩6g,黄檗6g,山栀6g。

功用:苦寒泄热,清火解毒。主治疔疮及一切火毒、热毒,汗出、口渴等实证,热在气分者。

用法:水煎服。

13. 疔毒复生汤化裁

组成:银花 10g,栀子 10g,地骨皮 10g,连翘 10g,木通 10g,大黄 6～10g,花粉 10g,没药 6g,乳香 6g,甘草 10g,生姜 3 片。

功用:泻火、解毒。主治化脓性感染、疔等。

用法:水煎服。

注意事项:平素体弱者慎用,若便秘者,可加芒硝 6g;若出现神志恍惚或痉挛者,加乌梢蛇 10g。

14. 玉枢丹(市售中成药)

组成:山慈姑,麝香,续随子霜,雄黄,红牙大戟,朱砂,五倍子。研极细末。

功用:辟秽化浊,解毒,止呕吐,治疮毒。

用法:每服 1～2 分,温开水调送,外用可敷疮毒,用冷开水或冷茶汁调敷。

15. 柴胡清肝汤

组成:生地,当归,白芍,川芎,柴胡,黄芩,花粉,栀子,防风,牛子,连翘,甘草。

功用:清肝解郁。主治痈疽疮疡,由肝火而成者。用于胸腹壁静脉炎、胸胁疼痛等。

用法:水煎服。

16. 至宝丹(市售中成药)

组成:人参,朱砂,麝香,制南星,天竺黄,犀角,冰片,牛黄,琥珀,雄黄,玳瑁。研细末和匀,炼蜜为丸。

功用:开窍镇静。主治卒中昏迷,内闭外脱,痈疽疮疡之危证。

用法:日服 1～2 丸,用凉开水化服,分 2～4 次。

17. 紫雪丹(市售中成药)

组成:滑石,石膏,寒水石,磁石,羚羊角,青木香,犀角,沉香,丁香,升麻,玄麻,玄参,炙甘草,朴硝,硝石,朱砂,麝香。依法制成粉剂。

功用:镇痉开窍,清热解毒。主治痈疽疔毒,走黄内陷之危证。

用法:每服 0.6～1g,温开水送服,每日 2～4 次。

18. 安宫牛黄丸(市售中成药)

组成:牛黄,郁金,犀角,黄连,朱砂,冰片,珍珠,山栀,雄黄,黄芩,麝香。研极细末,炼蜜为丸,每丸重 3g。

功用:开窍镇静,清热解毒。主治痈疽疔毒,走黄内陷之危证。

用法:每日服 1～2 丸,水调分 2～4 次服。

19. 除湿胃苓汤

组成:苍术,厚朴,陈皮,元参,桂枝,泽泻,白术,猪苓,防风,栀子,滑石,甘草。

功用:利湿止痒。主治湿疹。

用法:水煎服。

20. 龙胆泻肝汤

组成:龙胆草,山栀,黄芩,柴胡,当归,生地黄,泽泻,车前子,木通,甘草。

功用:泻肝火,清利肝胆湿热。主治下焦湿热,用于急性睾丸炎、肛门湿疹、带状疱疹、阴囊湿疹等。

用法:水煎服。

21. 八正散

组成:车前子,木通,瞿麦,萹蓄,滑石,甘草梢,栀子,制大黄。

功用:清热泻火,利水通淋。主治泌尿系感染及结石。

用法:加灯芯草水煎服。

22. 萆薢渗湿汤

组成:萆薢 10g,苡仁 30g,黄檗 10g,赤苓 15g,丹皮 10g,泽泻 12g,滑石 15g,木通 10g。

功用:清利湿热。主治脚丫破烂,下肢丹毒及湿疹等。

用法:水煎服。

23. 土茯苓合剂

组成:土茯苓 30g,炒薏米 30g,大黄 3g,防风 15g,焦三仙各 10g,生甘草 10g。

功用:清利湿热。主治急性湿疹、皮炎等。

用法:水煎 300mL,分 2 次口服。

注意事项:10 岁以下儿童减为半量。

24. 三妙汤加味

组成:苍术 15g,黄檗 15g,牛膝 12g,防己 12g,赤芍 12g,红花 10g,桃仁 10g。

功用:清热利湿,活血化瘀。主治下肢肿痛,用于静脉炎、丹毒、滑膜炎、结节性红斑等。

用法:水煎 300mL,每日 2 次分服。

注意事项:偏热加银花 15g,泽兰 15g;偏湿加薏米 15g,萆薢 15g,滑石 15g;偏瘀加丹皮 10g。

25. 参竹合剂

组成:黄芪 15~30g,党参 15~30g,当归 15g,银花 30g,赤白芍 30g,皂角刺 15g,竹沥 3~10g,生姜 15g,甘草 15g,草河车 15g。

功用:清热解毒,通络化瘀,佐以益气养血,用于血栓闭塞性脉管炎、血栓性静脉炎、骨髓炎、骨膜炎等。以热多于寒型、偏气虚为主。血管硬化、糖尿病引起的动脉闭塞、坏疽等。

用法:水煎 300~500mL,每日 2 次分服。

注意事项:若服药后便稀,可减少竹沥用量或加山药 15~30g。

26. 顾步汤加味

组成:黄芪 30g,党参 30g,当归 30g,银花 60g,元参 15~30g,丹参 15~30g,鸡血藤 30g,丝瓜络 10g,赤白芍 30g,桃仁 15g,红花 15g,公英 30g,地丁 30g,野菊花 30g,草河车 15g,甘草 15g,石斛 30g。

功用:清热解毒,通络化瘀,佐以益气养阴。主治血栓闭塞性脉管炎(湿热过盛而化火型)、动脉硬化性坏疽、动脉闭塞、血栓性静脉炎。

用法:水煎 500mL,每日 3 次分服。

注意事项:

(1)服药后便稀可减量。

(2)若用金石斛可改为 6g。

(3)痛甚或意识恍惚,二期一至三级坏死,可用黄酒 500mL,将药浸泡 10 小时,待药将黄酒吸入后,加水煎 500mL,每日 3 次分服,可连续服用。

27. Ⅰ号甦脉饮

组成:当归,元参,银花,郁金,泽兰,紫草,夏枯草,赤芍,甘草。

功用:清热解毒,通络化瘀。主治血栓闭塞性脉管炎(热多于寒湿型),动脉硬化性坏疽,动脉闭塞,血栓性静脉炎。

用法:水煎 300~500mL,每日 3 次分服。

28. 舒脉饮

组成:当归 15g,川芎 15g,银花 30g,丹参 30g,赤芍 60g,牛膝 15g。

功用:清热利湿,活血通络。主治四肢血管病,热多于寒湿型湿热偏胜者,用于血栓性静脉炎等。

注意事项:肝功不良者酌减赤芍用量。

29. 消风导赤散加味

组成:白鲜皮 10g,竹叶 3g,赤苓 10g,荆芥 6g,银花 10g,薄荷 3g,生地 10g,木通 3g,甘草 6g,灯芯为引。

功用:疏风、清热、解毒。主治婴儿湿疹,若流水糜烂可加黄连 3g,黄檗 6g。

用法:水煎 150~200mL,每日 3~4 次分服。

注意事项:脾胃虚寒者慎用。

30. 消风散

组成:荆芥,防风,当归,生地,苦参,苍术(炒),蝉蜕,胡麻仁,牛蒡子(炒研),

知母(生),石膏(煅),甘草,木通。

功用:有散风、清热、利湿之功。主治风疹块、疮疡由于风湿热所致者。

用法:水煎服。

31. 阳和汤化裁

组成:熟地 30g,鹿角霜 15g,炒白芥子 12g,肉桂 6g,炮姜炭 6g,附片 6g,炙麻黄 6g,炙甘草 10g。

功用:温经、散寒、化痰、补虚。主治流痰及一切阴疽漫肿平塌、不红不热者,用于骨关节结核、慢性骨髓炎等。

用法:水煎 300mL,每日 2 次口服。

注意事项:肺肾阴液不足者慎用。

32. 桂枝加当归汤

组成:桂枝 10～30g,当归 10g,赤白芍各 30g,丹参 30g,鸡血藤 60g,威灵仙 15g,地龙 15g,红花 15g,附片 10～15g,牛膝 15～30g,甘草 10～15g。

功用:温经、散寒、通络。主治血栓闭塞性脉管炎寒湿多于热型。

用法:水煎服。

注意事项:舌暗、苔燥、热多者慎用。

33. 芍药甘草汤加味

组成:赤芍 30～60g,甘草 15～30g,附片 10～15g,丹参 12g,川断 15g,黄芪 30～60g,桂枝 10～15g,大枣 10 枚。

功用:温经散寒,解痉。用于血栓闭塞性脉管炎寒湿多于热型,以舌淡苔润、口和、小腿拘急胀困为主。

用法:水煎服。

注意事项:与桂枝加当归汤相同,但偏重于解痉。

34. Ⅰ号回阳通脉汤(本院方)

组成:附片,肉桂,干姜,黄芪,苍术,甘草,党参,桂枝,白芍,当归。

功用:回阳散寒,温经通脉。主治血栓闭塞性脉管炎寒湿多于热型,硬皮病寒凝腠理,脾肾阳虚型。

用法:水煎服。

注意事项:有热象者不宜使用。

35. 桃红四物汤加味

组成:当归 6g,白芍 10～24g,生地 15g,川芎 15g,桃仁 10g,红花 10g,郁金 30g,泽兰 30g。

功用:凉血化瘀,通络解毒。主治血栓闭塞性脉管炎热多于寒湿型,胸腹壁静脉炎,结节性动脉周围炎等。

用法:水煎服。

注意事项:服药后便稀者可酌减。另外:

(1)若偏热者可加元参 30g,银花 30g。

(2)若偏寒者可加附片 10g,干姜 10g,肉桂 10g。

(3)若偏气虚可加黄芪 30g,党参 15g。

36. Ⅱ号甦脉饮

组成:丹参,当归,乳香,没药,鸡血藤,元参,银花,郁金,泽兰,紫草,三棱,莪术,独活,甘草。

功用:通络化瘀,清热解毒。主治血栓闭塞性脉管炎热多于寒湿型,血栓性静脉炎,结节性动脉周围炎等。

用法:水煎服,黄酒为引。

注意事项:无瘀者慎用,孕妇慎用。

37. 甦脉饮

组成:丹参 15g,鸡血藤 15g,元参 10g,红花 15g,黄芪 15g。

功用:行气活血。主治气滞血瘀,用于脉管炎、静脉炎、神经炎等属气滞血瘀者。

用法:水煎服。

38. 四妙活血汤加味

组成:银花 30g,连翘 12g,公英 15g,地丁 15g,黄芩 10g,黄檗 10g,元参 15g,寄生 30g,防己 15g,黄芪 30g,当归 15g,郁金 15g,丹参 15g,赤芍 15g,红花 15g,桃仁 10g,牛膝 15g,丹皮 10g,甘草 15g,乳没各 10g,黄酒 500mL 浸泡 10 小时,水煎服。

功用:清热泻火,活血通络,益气养阴。主治血栓闭塞性脉管炎中毒症状轻者,硬皮病指端坏死者,糖尿病性坏疽等。

39. 透脓散

组成:当归 10g,生黄芪 15g,炒山甲 10g,川芎 10g,皂刺 10g。

功用:透脓托毒。主治痈疽诸毒,内脓已成,不易外溃者。

用法:水煎服。

注意事项:本方一般适用于实证,因此使用时可去黄芪,以免益气助火。

40. 消痈汤

组成:当归 15g,元参 15g,银花 30g,公英 30g,花粉 10g,白芷 10g,防风 10g,马齿苋 30g,甘草 10g。

功用:清热解毒。主治化脓性感染、疖、痈等。

用法:水煎服,可加黄酒饮。

注意事项:脾胃弱者可去白芷。

41. 四妙汤

组成:黄芪 15g,当归 15g,银花 15g,甘草 10g。脓出肿未减者可加香附 10g,赤芍 10g,白芍 10g;口渴加花粉 10g,竹叶 6g;胸痛不利,纳呆加栝楼 10g,谷芽 10g,陈皮 10g;溲赤便干加大黄 6g,连翘 10g;偏于阴虚内热者加生首乌 15g,炙黄精 15g,石斛 15g,元参 15g,生地 15g,白茄蒂 15g。

功用:扶正托毒。主治体虚毒不外泄、疖肿等。

用法:水煎服。

42. 托里消毒饮

组成:皂刺,银花,甘草,桔梗,白芷,川芎,黄芪,当归,白术,党参,云苓,生姜。

功用:补益气血,托毒消肿。主治疮疡体虚邪盛,脓毒不易外达者。用于骨关节结核、慢性骨髓炎以及慢性炎症等。

用法:水煎服。

注意事项:性平和,可长期服用,体弱者去白芷倍党参。

43. 内托生肌散

组成:黄芪 24g,花粉 10g,乳香 3g,没药 3g,丹参 12g,甘草 10g。

功用:补助气血,化瘀通瘀。主治一般瘘管、疮口长期不愈者。

用法:水煎服。

44. 补中益气汤

组成:黄芪 15g,党参 12g,炙甘草 6g,归身 10g,陈皮 3g,升麻 3g,柴胡 3g,白术 12g。

功用:补中益气。主治疮疡元气亏损,肢体倦怠,饮食少思。

用法:水煎服。

45. 六味地黄丸

组成:熟地 24g,山萸肉 12g,干山药 12g,丹皮 10g,白茯苓 10g,泽泻 10g。

功用:补肾水,降虚火,为滋补强壮剂。主治肺结核、糖尿病、神经衰弱、功能性子宫出血等。

用法:水煎 300mL,每日 2 次口服。或上药为末,糊丸如梧桐子大,每日服 10g,淡盐汤送下。

46. 大防风汤加味

组成:防风 15g,羌活 15g,杜仲 15g,牛膝 15g,党参 15g,茯苓 10g,白术 10g,当归 10g,川芎 10g,白芍 12g,附片 10g,肉桂 10g,乌梢蛇 6g,僵蚕 10g,甘草 10g,黄芪 15g。

功用:补气血、散风、通络。主治硬皮病、下肢疼痛等。

用法:水煎服。

注意事项:高血压病者慎用。

47. 普济消毒饮

组成:黄芩,黄连,陈皮,甘草,玄参,连翘,板蓝根,马勃,鼠粘子,薄荷,僵蚕,升麻,柴胡,桔梗。

功用:散风温,清三焦,解热毒。主治锁喉痈、发颐、抱头火丹、红花草疮等症。由于外感风温,内蕴热毒,而发于头面腮颐、颈项等。

用法:水煎服。如热毒重者可加大黄。

注意事项:忌油腻。

48. 清瘟败毒饮

组成:石膏,生地,犀角,黄连,栀子,桔梗,黄芩,知母,赤芍,玄参,连翘,甘草,丹皮,竹叶。

功用:清热解毒,泻火,凉血,养阴。主治一切火热火盛之证,如败血症等。

用法:水煎服。

49. 犀角地黄汤

组成:犀角,生地,丹皮,赤芍。

功用:凉血,清热,解毒。主治一切疮疡热毒内攻,凡高热神昏烦躁,发斑发黄等热在血分者。

用法:水煎服。生地先煎,犀角另冲。

50. 牛黄解毒丸(市售中成药)

组成:牛黄,桔梗,黄芩,甘草,大黄,生石膏,朱砂,雄黄,冰片。依法制为蜜丸,每丸重3g。

功用:清热解毒。主治口鼻生疮,咽喉齿龈肿痛,头痛眩晕,大便秘结等。

用法:每服1丸,每日1~2次。

51. 六神丸(市售中成药)

组成:珍珠粉,西牛黄,麝香,雄黄,蟾酥,冰片。依法治丸,小米粒大百草霜为衣。

功用:内服有解毒、消肿之功,主治痈疽疔疮、流注、无名肿毒等,外敷有退肿止痛之功。

用法:每服10粒,温开水送下。外敷以开水或陈酒烊化,敷患处。

注意事项:孕妇忌服。外敷不宜过多,因刺激表皮,有腐蚀之弊。

52. 凉血四物汤

组成:当归,生地,川芎,赤芍,黄芩,赤茯苓,陈皮,红花,生甘草。

功用:凉血清热,和营祛瘀。主治酒渣鼻。

用法:水2盅,姜3片,煎八分,加五灵脂末6g,热服。

53. 枇杷清肺饮

组成:人参,枇杷叶,生甘草,黄连,桑白皮,黄檗。

功用:清宣肺热。主治粉刺。

用法:水1盅,煎七分,饭后服。

54. 银马合剂

组成:银花15g,马齿苋10g,公英15g,防风10g,浮萍10g。

功用:清热解毒,利湿。主治皮肤病(小儿湿疹)以湿热为主者。

用法:水煎服。

注意事项:脾胃虚寒者慎用。

55. 五味黄精饮

组成:黄精,生地,元参,菊花,秦艽。

功用:凉血、解毒。主治瘙痒症、慢性湿疹等。

用法:水煎服。若血虚化燥可加养血润燥药,如首乌、胡麻仁、女贞子、旱莲草等。

注意事项:急性湿疹,水多者勿用。

56. 祛风换肌丸

组成:胡麻仁30g,苍术60g,牛膝60g,苦参60g,黄精30g,花粉30g,当归30g,川芎30g,甘草30g。

功用:养血润燥。主治慢性湿疹、牛皮癣、手足皲裂等。

用法:研细粉,水为绿豆大丸,每日2~3次,每次6~10g,白开水送下。

注意事项:急性湿疹无效。

57. 滋阴除湿汤

组成:熟地15g,当归10g,白芍10g,黄芩10g,陈皮10g,地骨皮10g,法半夏10g,泽泻10g,川楝子12g,橘核15g。

功用:滋阴除湿。主治慢性湿疹阴虚者。

用法:水煎服。

58. 地黄饮子

组成:生熟地黄,当归,丹皮,元参,红花,僵蚕,白蒺藜,甘草,首乌。

功用:滋阴和营。主治阴虚型荨麻疹(如疹色潮红,暮重昼轻)。

用法:水煎服。

注意事项:风盛者禁用。

59. 当归饮子

组成:黄芪,首乌,白蒺藜,当归,熟地,川芎,白芍,荆芥,防风,甘草。

功用:养血疏风。主治血虚型荨麻疹(如玫瑰色白)。

用法:水煎服。

注意事项:血热者慎用。

60. 神应养真丹

组成:熟地 15g,当归 15g,白芍 15g,川芎 15g,木瓜 15g,羌活 15g,菟丝子 15g,天麻 10g(或上药各等份,以地黄膏加蜜为丸,6g 重)。

功用:养血祛风。主治斑秃、脂溢性皮炎等。

用法:每日 2 次,每次 1 丸。

注意事项:风盛者慎用。

61. 麻桂汤

组成:麻黄 6g,桂枝 10g,白芍 10g,浮萍 6g,牛子 6g,甘草 10g,生姜 10g,大枣 3 枚。

功用:疏风散寒。主治风寒型荨麻疹(疹色白,遇冷风即发),瘙痒无度,得暖则解。

用法:水煎服。

注意事项:风热型荨麻疹禁用。

62. 白鲜皮合剂

组成:白鲜皮 15g,当归 10g,川芎 10g,白蒺藜 10g,浮萍 10g,银花 15g,连翘 12g,公英 12g,荆芥 6g,防风 6g,羌活 6g,独活 6g,苦参 12g,蝉衣 10g,甘草 10g。

功用:疏风、清热、利湿。主治急性或亚急性湿疹、皮炎等。

用法:水煎服。

注意事项:服药后面肿可加木通 10g,痒甚者可加乌梢蛇 10g。

63. 五皮饮

组成:桑白皮,陈皮,生姜皮,大腹皮,茯苓皮。

功用:行气、化湿、利水。主治急性湿疹流水多肿胀者。

用法:水煎服。

64. 桂肤汤

组成:桂枝 15g,白芍 10g,茯苓 15g,地肤子 10g,苍术 15g,防风 15g,银花 30g,地龙 15g,地丁 18g。

功用:调和营卫,清热利湿。用于急、慢性荨麻疹。

用法:水煎服。

注意事项:风盛便闭者慎用。

65. 茵陈蒿汤

组成:茵陈,栀子,大黄。

功用:清热利湿。主治风疹块,因胃肠湿热所致者。

用法:水煎服。